좋은 병원 2010

유 승 흠

계축문화사

머 리 말

'제4차 경제사회발전 5개년계획'이 시작되고, 의료보호(현 의료급여)와 의료보험(현 건강보험)이 시작된 1977년은 의료계로서 획기적인 해였다. 그것은 앞으로 올 변화가 매우 클 것이기 때문이었다. 바로 그 해에 연세대학교 보건대학원이 출범하였는데, 이 중에서 병원경영분야를 강조하였다. 그것은 앞으로 병원경영전문가를 절실하게 필요하리라 예측하였기 때문이었다.

병원경영교육을 시작한 지 30년이 되었다. 지난 해에는 이를 기려서 『병원경영』(계축문화사, 2006)을 편찬하였는데, 문화관광부 우수도서로 지정되는 기쁨을 누리게 되었다. 병원계에 종사하는 연세대학교 보건대학원 졸업생들이 500명을 넘었고, 명실공히 이들은 우리나라 병원행정계에서 핵심간부라고 자타가 인정하고 있다. 그 30년을 지켜 보아 온 필자는 우리나라 병원경영교육30년을 맞아서 어떻게 이들의 경험과 병원경영 이론을 하나로 엮을 수 없을까에 대하여 틈틈이 생각하였다.

그것은 병원경영교육의 힘을 가시화(可視化)함으로서 병원최고경영자들로 하여금 보다 적극적으로 병원경영전문가를 양성하도록 동기부여를 할 수 있기를 바라기 때문이었다. 말로만 "환자중심(患者中心)의 병원"이라고 할 뿐, 아직 환자중심의 병원경영을 하고 있지 못한 실정이어서 안타까운데, 가까운 장래에 그리 되기 위하여는 새로운 노력과 자극이 필요함을 절실하게 느꼈다.

솔직하게 말하자면, 좋은 병원이 어떤 것인지를 병원종사자들도, 환자(국민)들도 잘 모른다. 그저 막연히 "친절한 병원", "잘 낫게 하는 의사"를 말할 뿐이다. 무엇이 친절한 것이며, 어떤 의사가 좋은 의사인가?

그 답을 찾는 방법은 무엇일까? 경험이 풍부하고 이론으로 무장된 연세대학교 보건대학원에서 병원행정을 전공한 졸업생들의 머리를 모으면 답을 얻을 수 있을 것이라는 확신을 갖고, 각 병원의 핵심간부들을 중심으로 올 새해 벽두에 심포지엄 준비위원회를 만들었고, 여기에서 다시 6개의 분과를 구성하였다. 분과별로 환자들의 마음을 읽어서 경쟁에서 이길 수 있는 방안에 대하여 충분하게 난상토론을 한 결과를 준비위원회에서 모아 다시 종합적으로 토론하기를 몇 차례 반복하여 정리하고 나니까 "좋은 병원"의 윤곽이 그려지기 시작하였다.

그 실마리는 바로 병원마다 신주단지로 모시는 "고객의 소리"(voice of customer)였다. 일반에게 공개하지 않는 고객의 소리이지만, 우리는 그것을 심층 분석하여 전국의 병원인들에게, 그리고 국민 모두에게 소개할 수 있음을 뿌듯하게 생각한다. 고객의 소리에서 "불친절하다"고 한 이유를 깊이 있게 분석해 보면 그 반대가 친절한 근거와 기준이 될 수 있지 않겠는가? 그리하여 준비위원회는 활기를 띠기 시작하였으며, 일과가 끝난 후에 이곳저곳에서 모여들어 밤이 깊도록 머리를 맞대고 여러 차례 토의를 하였다. 이렇게 분야별로 깊이있게 논의된 내용을 정리하여 분야별로 한 사람이 집필을 하였다. 그러므로 내용은 해당 분과에서 진지하게 토의한 결실임을 강조하는 바이다.

총론, 인력, 시스템, 시설, 진료, 그리고 좋은 병원 찾기의 6개 주제로 2007년 3월 23일에 "좋은 병원 2010" 심포지엄을 세브란스병원 은명대강당에서 개최하였다. 수용능력이 590석인데 입추의 여지없이 꽉 차서 일부는 계단에 앉고, 서거나, 밖에서 서성거렸고, 준비한 유인물이 모자라서 300부를 추가하여 참가자들에게 우송하였다. 대성황을 이루었음을 감사하게 생각하며, 동시에 필자는 마음의 짐을 지게 되었음을 말씀드린다.

이 심포지엄에서 금상첨화는 지정토의자 세 분을 모신 것이다. 병원계에서 그 누구보다도 탁월한 타고난 경영자라고 인정받는 하권익 우리들병원 명예원장(서울의대 총동창회장, 전 삼성서울병원장), 사회에서 존경받는 사회복지분야의 대부 김성수 주교(성공회대학교 총장), 그리고 소비자운동의 대모 김재옥 회장(소비자시민의 모임)께서는 연락을 드리자마자 필자의 제안을 흔쾌히 받아들여 주셨다. 그 바쁘신 분들이 한자리하여 토의해 주신 것에 진심으로 감사한다.

그 후 대한병원협회 기관지인 병원신문 창간 21주년 기념호(2007년 4월)에 "좋은병원 2010"을 공동 기획하여 특집으로 전면 13쪽을 실었다. 대한병원협회 김철수 회장, 그리고 병원신문 김완배 병원신문 편집국장께 감사드린다.

그런데 주변에서 여러분들이 단행본을 내어 소개하라는 권유를 받게 되어 심포지엄을 준비할 때의 내용을 중심으로 다시 다듬어 집필을 하게 되었다. 이 책에서는 제1장에서 과거와 21세기의 의료계 패러다임 변화를 소개하고, 우리나라 병원경영교육의 발전과정과 의료의 질적 향상을 위한 노력을 소개하였다. 제2장에서 환자가 생각하는 좋은 병원이 어떤 것인지를 고객의 소리를 분석하여 구체적으로 그렸다. 그리고 제3장에서는 어떤 직원이 좋은 직원이며, 친절한 직원이란 어떠해야 하는지를 정리하였으며, 제4장에서는 좋은 시스템이 갖추어야 할 모습 열 가지를 정리하였다. 제5장에서는 좋은 시설이란 무엇을 말하는 것이며, 부서별로 좋은 시설이 어떤 것인지를 밝혔다. 제6장에서는 신뢰할 수 있는 의료진, 그리고 잘 낫는 병원은 어떤 것인지를 그렸고, 제7장에서는 어떻게 좋은 병원을 선택할 수 있는지를 설명하였다. 제8장에서는 심포지엄 토의자 세 분의 말씀을 요약하여 소개하였다.

시간과 열과 성을 들여 심포지엄을 준비한 여러분들과 집필진 여러분, 총간사 손태용 교수와 천용태 조교에게 두루 감사한다. 아무쪼록 이 책이 “한 차원 높인 환자의 욕구충족 지침서”로서 앞으로 우리 병원계가 한 단계 도약하는 성장엔진이 될 것을 믿어마지 않는다. 독자 여러분의 성원을 기대하는 바이다.

2007년 초복에

유 승 흠

축하의 말씀

연세대학교 보건대학원에서 우리나라 최초로 병원경영교육을 시작한지 어언 30년이 되었다. 경험에 의존하여 병원을 경영하던 시절에, 훗날을 내다보고 병원행정가를 육성해 오기 30년. 그 동안 배출된 500여 졸업생들이 전국 주요 병원에서 핵심간부로 일하고 있음은 우리나라 병원계를 위하여 무어라 표현할 수 없는 커다란 무형자산이라 하겠다. 그 간의 노고에 대하여 병원인을 대표하여 축하하며 아울러 감사한다.

병원경영교육30년에 즈음하여 지난해에는 “병원경영”을 출간하여 우리나라 병원계에 성서로 자리매김하게 하였음을 매우 기쁘게 생각한다. 그런데 올 봄에는 “좋은 병원 2010” 심포지엄을 준비하여 병원계 뿐 아니라 사회적으로 좋은 병원의 새로운 개념을 구체적으로 정립할 수 있게 되어 흐뭇하다. 이제 그 내용을 중심으로 단행본을 출간하게 된데 즈음하여 준비한 연세대학교 관련 여러분의 노고를 진심으로 치하하는 바이다.

일은 사람이 한다. 우리나라 병원경영의 발전을 위한 이러한 성과는 지난 30년 동안 의료정책과 관리분야에서 일관성을 가지고 꾸준하게 노력해 온 유승흠교수의 조용한 그리고 끊임없는 땀방울에 의한 것이라고 믿는다. 미국 존스홉킨스대학교에서 박사학위를 마치고 귀국한 후부터 지금까지 우리 병원계와 가깝게 일해 온 유교수는 우리나라 의료계에서 꼭 필요한 사람으로 제일 먼저 아니 꼽을 수 없다.

의과대학 졸업 후 예방의학에 몸담으면서부터 의료정책과 관리 그리고 의료보험의 이론과 실제를 다루어오고 있는 유교수는 의료의 질적 향상을 위한 이론적 뒷받침과 의료보험의 정책과 관리 측면에서 정부와 병원계를 잇는 다리 역할을 꾸준하게 하여 왔으며, 병원경영과 의료정책, 의료보험 등에 관한 연구로 병원경영의 좌표를 제시하므로서 병원계의 등대 역할을 하여왔고, 국제적인 활동도 활발하게 해오고 있는 바, 의료보험시대의 병원경영에 관하여 학문적으로 체계화하였음을 자타가 인정하는 바이다.

이제 우리나라 병원들은 국내경쟁은 물론, 외국병원 국내 진출과 더불어 국제경쟁을 하여야 할 무한경쟁시대에 처하여 있다. 이를 헤쳐 나가기 위하여는 창조적인 병원경영이 불가피하다. 이에 대한 구체적인 해법을 "좋은 병원 2010"에서 제시한 것은 우리나라 병원의 앞날을 위해서 필수불가결하다고 판단된다. 아무쪼록 이 단행본이 널리 읽혀져서 1600여 병원의 앞날을 위한 길잡이가 될 것을 기대한다.

2007년 무더위에

대한병원협회 회장 김 철 수

"좋은병원 2010" 준비위원회

분 과	성 명	소속/직책
위원장	유 승 흠	연세대학교 보건대학원 병원행정학과 주임교수
진료분과	김 영 주	이화여대 목동병원 산부인과 교수
	박 은 철	국가암관리사업지원평가연구단 단장
진료지원분과	김 창 호	인하대병원 핵의학과 기사장
	김 혜 련	국민건강보험공단 일산병원 진단검사의학과 기사장
	박 영 선	대전보건대학 방사선과 교수
	박 윤 희	국립경찰병원 약제과 사무관
	이 수 연	인하대병원 특수간호팀 수간호사
	이 은 미	세브란스병원 의무기록팀장
	조 정 희	세브란스병원 방사선 종양학과 파트장
행정분과	김 종 래	인하대병원 기획홍보팀장
	김 영 훈	을지대학교 보건산업대학 교수
	김 태 웅	연세의료원 사무부처장
	윤 여 룡	서울대병원 비서실장
	최 원 호	이화여대 목동병원 총무과장
간호분과	김 종 일	세브란스병원 간호국 외래간호팀장
	김 양 수	세브란스병원 간호국 파트장
	김 희 정	건국대병원 간호부장
	이 귀 진	제일병원 병동과장
	조 윤 경	세브란스병원 간호국 파트장
소비자분과	민 인 순	건강보험심사평가원 업무상임이사
	서 재 명	삼성사회공헌위원회 전무
	이 준 규	경향신문 의학전문기자
QI분과	김 명 순	세브란스병원 QI팀(삽화)
	심 기 섭	세브란스병원 QI팀
	천 자 혜	세브란스병원 QI팀장
	현 석 균	삼성서울병원 진료개선팀 차장
총간사	손 태 용	유한대학 의무행정과 교수
조교	천 용 태	연세대학교 보건대학원 병원행정학과

차 례

제1장 병원경영의 새로운 패러다임

제 1 장
병원경영의 새로운 패러다임

유 승 흠

20세기의 경쟁은 의료서비스였다.

의사로서 가장 자부심(自負心)을 가질 때가 언제인가? 의사는 언제 가장 보람을 느낀다고 생각하는가? “나 아니었으면 그 환자는 살기 힘들었을 터인데…”라고 할 수 있을 때가 그 답이라고 하는데 부정할 의사(醫師)가 과연 있을까?

의료에서는 지금까지 전통적으로 의료서비스 경쟁을 하였다. 어느 의사가 환자를 잘 고치는지, 어느 병원에서 죽을 병에 걸린 환자를 살리는지가 좋은 병원, 좋은 의사의 기준이었다. 그것은 의사의 축적된 경험과 판단이 매우 중요하였기 때문이다.

요즈음은 어떠한가? 21세기에는 각종 진단(診斷) 및 치료(治療) 장비(裝備)와 기자재(機資材)가 너무나 다양하고 우수하게 개발되었으므로, 예전처럼 경험(經驗)에 의존하던 시대는 이미 가 버리고 말았다. 의사만 아니라 환자도 각종 내시경 화면(畵面)을 직접 같이 보면서 의사는 진단하고 환자는 동시에 설명(說明)을 듣게 되었다. 방사선(X-선) 진단뿐 아니라, 컴퓨터단층촬영(CT), 자기공명영상진단(MRI), 양전자방출진단(PET) 등 각종 진단기기는 과거에 발견하기 어려웠던 각종 암을 진단하게 되었고, 혈액을 검사하여 각종 암 등을 진단할 수 있게 되었다.

그 결과는 무엇일까? 진단과 치료를 잘 하는 경험 많은 의사보다는 진단 및 치료 기기와 장비가 충실한 의료기관을 찾게 된 것이다. 이에 따라서 각급 의료기관은 서둘러서 값비싼 장비와 기기를 도입 설치하였다.

특히 최고급을 좋아하는 우리나라 사람들인 것은 의료영역에도 적용된다. 보건복지부 자료에 의하면 MRI 설치는 인구 100만명당 7.8대로서, 미국의 7.6대, 영국의 4.5대를 앞질러 제일 많다. 이와 같이 우리나라 병원에는 각종 고급 현대 의료장비들이 잘 구비되어있고 의료진들도 국내 및 해외에서 훈련을 잘 받았기에 의료서비스에서는 차이가 나기가 힘들어서 이제는 경쟁이 될 수가 없는 현실이 되고 말았다.

다시 한 번 강조하면, 지금까지는 환자를 잘 보면 일등이 되었지만, 요즈음에는 어느 병원을 가든지 진료(의료서비스) 수준에는 별 차이가 없다는 데 모두 공감하리라 믿는다. 이는 1998년부터 시작된 병원에 대한 국가고객만족도(NCSI) 조사 결과에서 점수 차이가 근소한 데에서 잘 엿볼 수 있다.

그러면 2010년에는 무엇으로 경쟁할 것인가?

진료영역에서 차이가 별로 없으면 의료기관은 무엇으로 경쟁할 것인가? 그것은 의료 외적인 영역에서 답을 찾아야 할 것이다. 의료는 전통적으로 인술(仁術)이었다. 그러나 21세기에는 그 이상의 "무엇"이 필요하게 되었다.

1977년에 의료보호(현 의료급여)제도와 사회보험 성격의 의료보험이 시작되기는 하였으나, 소득이 미화 8백 달러에 불과하였던 시절에 의료보험에 가입하지 못한 농어촌주민과 자영자(自營者)의 의료이용 수준은 높을 수가 없었다. 그러나 1980년대에 들어서서 점차 소득이 증가되고, 1989년에 전국민의료보험이 됨에 따라서 양상이 달라지기 시작하였다. 의료수요(醫療需要)가 급증하게 된 것이다.

이와 더불어 정부가 1980년 전후하여 의료취약지역에 차관병원 60여 개를 건립 지원하였고, 민간병원의 육성을 꾀하였다. 전국민의료보험(1989년 7월)을 전후하여 의사가 아닌 자본가(資本家)들도 의료법인을 세워 병원을 건립하기 시작하였고, 대형회사에서 법인을 설립하여 병원산업에 참여하기도 하였다. 규모에 관계없이 병원 수는 계속 증가하여 1981년에 326개이던 것이 2007년 봄 현재 1,685개로 늘어났는데, 2006년에 비하여 300여개가 증가하였다. 이제 의료는 경제학적 용어로 명실공히 구매자시장(購買者市場, buyer's market)

이 되었다.

그러면 앞으로 병원은 무엇으로 경쟁(競爭)을 할 것인가? 그것은 국민(환자)의 마음을 충분하게 잘 읽어 분석하여서 이에 대한 답을 찾아내면 될 것이다. 이를 위하여는 상식을 뛰어넘고, 근본적인 문제가 무엇인지를 정확하게 찾아내는 창조적 문제 해결 능력을 필요로 한다. 요즈음 이를 창조경영이라고 일컫는다.

무한경쟁시대이므로 환자의 요구와 의료시장의 변화를 환자보다 먼저 파악하고, 이에 대처할 방안을 강구하여 실행하는 창조적 경영이 필수적이다. 이를 위하여는 직원들의 생각과 병원의 문화가 시대감각에 맞게 확 바뀌어야 한다.

병원경영교육의 힘을 가시화(可視化)함으로서 병원 CEO들로 하여금 병원경영전문가들을 보다 적극적으로 양성하도록 동기부여를 할 수 있을 것이다. 말로만 “환자중심(患者中心)의 병원”이라고 할 뿐, 아직 환자중심의 병원경영을 하고 있다고 하기는 어렵다고 생각한다. 그 이유는 모르기 때문이기보다는, 느끼지 못하기 때문이라고 필자는 풀이한다.

솔직하게 말하자면, 좋은 병원이 어떤 것인지를 병원종사자들도, 환자(국민)들도 잘 모른다. 그저 막연히 “친절한 병원”, “잘 낫게 하는 의사”를 말할 뿐이다. 그렇다면 무엇이 친절한 것이며, 어떤 의사가 좋은 의사인가?

그 주요 실마리는 바로 병원마다 신주단지로 모시는 “고객의 소리”(voice of customer)이다. 일반에게 공개되지 않는 고객의 소리이지만, 이 책에서는 그 내용을 심층분석하여 전국의 병원인들에게, 그리고 국민 모두에게 소개할 수 있음을 뿌듯하게 생각한다. 고객의 소리에서 "불친절하다"고 한 이유를 깊이 있게 분석해 보면 그 반대가 친절한 근거와 기준이 될 수 있지 않겠는가? 즉 고객의 쓴소리를 잘 살펴보고 이를 시정하거나, 고객의 구체적인 단소리를 정리하면 그 답을 얻을 수 있을 것이라는 것을 느끼게 되었다.

우리나라에서 병원경영교육을 1977년에 시작하다.

팝페라가 뜨고, 팝아트가 현대미술의 한 장르로 자리잡게 되었다. 서울에서 2007년 봄에 가진 팝아티스트의 거장 앤디 워홀의 작품전시회의 의미를 되새겨 볼 필요가 있다. 그 뿐인가? 과거에는 미용사였지만, 근래에는 코스메틱 아티스트, 그리고 나아가서는 뷰티 카운슬러라고 하지 않는가?

시대(時代)의 변화(變化)를 실감하며 살아야 되고, 변화를 적극 수용하며, 아울러 그 변화에 대처하여야 살아남을 수 있는 것이 냉엄한 현실이다. 그런데 우리 병원계는 과연 어떤 모습일까?

우리나라에서 1977년은 보건의료분야에서 큰 획을 긋는 해였다. '제4차 5개년계획'을 시작하면서 그 명칭을 '경제개발 5개년계획'에서 '경제사회발전 5개년계획'으로 바꾸었다. 1월에는 의료보호(현 의료급여)를, 7월에는 의료보험(현 건강보험)을 시작하였다. 당시에 의료보험은 500명 이상을 상시고용하는 사업장을 대상으로 하였지만, 사회보험 방식을 채택하였고, 의료보험 수가를 적용하였다.

그것은 무엇을 의미하였는가? 이른바 관행(慣行)수가로 환자의 진료비를 계산하였으며, 점수제(행위별수가제)에 의하였다. 즉 병원은 받고 싶은 방식으로, 받고 싶은 대로 환자에게 진료비를 받았다. 의료보험과 의료보호가 시작됨에 따라서 흔히 말하는 좋은 시절은 가버린 것이다.

연세대학교 보건대학원은 바로 그 해(1977년)에 개교하였다. 보건분야에서 관리(管理)를 강조하고자 영문명칭을 Graduate School of Health Science and Management라고 하였다. 그리고 병원경영교육에 역점을 두어 학기당 2학점을 추가로 수강하도록 하였다. 개교 당시의 상황을 고려하건대 앞으로 병원경영전문가를 양성하여야 되겠다고 판단한 것이다. 그 해에 군복무를 마치고 대학에 복직한 필자는 지난 30년을 지켜 보아 왔다.

교재가 필요하여 급한대로 『병원관리』(수문사, 1984)를 번역해서 사용하였고, 그 후 강의한 것을 중심으로 『병원행정강의』(수문사, 1990)를 편찬하여 독자들에게 선보였다. 이십여 년이 흘러서 병원실무에 종사한 졸업생들이 경험과 이론을 접목하게 되었음을 간파하여 이들을 중심으로 4권으로 된 『병원경영 이론과 실제』(수문사, 1998)를 출간하였다. 지난해에는 병원경영교육30년을 기념하여 우리나라 병원계에서 핵심적으로 일하는 졸업생 50명을 필진으로 한 『병원경영』(계축문화사, 2006)을 출판하였는데, 2006년도 문화관광부 우수도서로 지정받았다.

병원에서는 의사가 진료를 잘 하여 환자가 잘 나으면 되는 것이었다. 병원에서 경영을 이야기하면 무슨 쓸데없는 소리냐고 핀잔을 받았다. 그래서 책 이름을 처음에 병원관리(病院管理)라고 하였고, 얼마 지나서 조심스레 병원행정(病院行政)이라 하였다.

지난 사반세기동안 의료계는 의료의 질적 향상을 위하여 노력하였다.

1980년에 조운해 박사(고려병원, 현 강북삼성병원 설립자)가 대한병원협회 회장에 취임하면서 요즈음 QI영역이라고 할 수 있는 병원표준화사업을 시작하였다. 미국에서 박사학위를 마치고 막 귀국한 필자는 이에 즈음하여 여러 곳에서 의료의 질 관리에 대한 강의를 요청받았지만, 매우 조심스러웠다. 의료진이 이해를 잘 못하면 의료의 질 관리사업을 깨빡칠 수(무산될 수) 있기 때문이었다. 그래서 써두었던 원고를 그대로 캐비넷에 넣어 두었다.

1990년대를 맞아 세브란스병원의 부원장을 하게 되었는데, 당시 박인용 병원장이 의료의 질 관리 및 향상을 위하여 공부한 것을 활용하라고 하였다. 너무 기뻤다. 그리하여 묵혀 두었던 원고를 다시 정리하여 『양질의 의료관리』(수문사, 1993)를 출판하였다. 1990년대 중반을 지나면서 환자를 더러 고객이라 하기도 하고, 병원경영이라는 용어가 그런대로 어색하지 않게 되었다.

그 무렵에 주요 병원장과 교수, 그리고 의무기록사 등을 중심으로 한국의료QA학회가 설립되었다. 필요성을 느낀 때문이었다. 병원들은 앞다투어 QI실을 만들어서 의료의 질 향상을 위한 노력을 하기 시작하였다. 한편 1995년 가을에 백낙환 박사(학교법인 인제학원 이사장)를 중심으로 한국병원경영학회가 설립되었는데, 백낙환 초대회장 때 부회장이던 필자는 제2대 회장을 맡아 일하였다.

병원경영교육을 위하여 국내 최초로 연세대학교 보건대학원에 병원행정 석사과정을 개설(1977)함과 더불어 학부에서도 교육이 필요하다고 판단하여 연세대학교 보건과학대학을 설립(1979)하여 병원행정가를 양성하였다. 당시에 전문대학에 의무행정과 등이 개설 운영되고 있었으나, 4년제 대학에 보건과학대학을 개설한 것은 국내에서 처음이었다. 아울러 1998년부터는 연세대학교 보건대학원에 병원 CEO들을 위한 의료경영 고위자과정을 개설하였다. 지금은 여러 학교와 기관에서 병원경영분야 4년제 대학, 석사과정, 고위자과정 등을 운영하고 있다.

위와 같이 지난 사반세기동안 의료계는 의료의 질 향상을 위한 노력을 자체적으로 하였다. 전국민의료보험 이후 계속해서 병원경영이 어려워지는데 즈음하여 병원경영에 대하여 관심을 가지고 전문가 양성과 교육훈련에도 관심을 기울이고 있음은 당연한 일이다.

21세기 병원경영의 새로운 패러다임 — 좋은 병원, 신뢰할 수 있는 의료진

사회가 급변하고, 소득이 상승하면 국민의 행태(行態)도 변하게 마련이다. 병원도 변하여야 한다. 말로만 "환자중심(患者中心)의 병원"은 의미가 없다. 설명(說明)이란 "상대방이 이해할 수 있는 언어"로 해야 된다. 그래서 선진국에서는 사반세기 전부터 의과대학에서 커뮤니케이션기법을 가르치고 있지 않은가? 다행히 우리나라에서도 그런 움직임이 생겼음을 기쁘게 생각한다.

21세기에는 병원경영을 하는데 있어서 새로운 개념(槪念)과 가치(價値)를 부여하여야 한다. 양의 동서를 막론하고 환자(患者, patient)는 환자라고 한다. 환자를 고객(顧客, customer)이라고 하지 않는다.

병원은 환자를 고객 이상으로 대하여야 한다. 환자에 대한 관심(關心), 환자의 안전(安全), 병원에 왔을 때 갖는 편안감(便安感), 의사에게 몸을 맡기면 쾌유한다는 신뢰감(信賴感)을 갖는 것이 그 무엇보다 중요하다.

의학기술의 발달은 급진적이며 곡선형을 이루는데 비하여 의료서비스는 점진적으로 서서히 발전한다. 이러한 간격(갭)을 최소화하기 위한 노력이 절실하게 요구된다. 그러므로 시대감각에 맞는 창조적인 병원경영이 필수적임을 재강조하는 바이다.

좋은 병원. 그것은 진료, 직원(인적 요인), 관리시스템, 그리고 시설 등 네 영역이 오케스트라처럼 조화되어야 한다. 제1바이올린만 잘 해도 안 되고, 드럼소리만 우렁차도 안 된다. 네 영역이 꽉 짜여져서 하나되어 운용되어야 할 것이다. 이제 좋은 병원은 어떤 것인지를 구체적으로 그려 본다.

참고문헌

유승흠(엮음). 병원행정강의. 수문사, 1990

유승흠. 의료정책과 관리. 기린원, 1990

유승흠. 의료보험 총론. 수문사, 1991

유승흠. 양질의 의료관리. 수문사, 1993

유승흠, 양재모. 의료총론. 수문사, 1994

유승흠. 보건기획과 관리. 수문사, 1995

유승흠(엮음). 보건행정학강의. 수문사, 1998

유승흠(엮음). 병원경영 이론과 실제 (I) 총론·기획 (II) 진료지원 (III) 원무·보험 (IV) 일반관리. 수문사, 1998

유승흠 등. 국민건강보험의 평가와 발전 방향. 한국의학원, 2001

유승흠 등. 21세기 한국 보건의료정책 개혁방향. 한국의학원, 2002

유승흠 등(엮음). 예방의학. 계축문화사. 2004.

유승흠 등. 한국 의료발전을 위한 보건의료 어젠다. 한국의학원, 2005

유승흠(엮음). 양재모의 보건학. 계축문화사, 2005

유승흠(엮음). 병원경영. 계축문화사, 2006

유승흠, 이윤환(엮음). 노인보건학. 계축문화사, 2007

정상혁, 유승흠. 의료시장 변화와 개혁을 위한 집단개원 전략. 한국의학원, 2004

제2장 환자가 생각하는 좋은 병원

제 2 장
환자가 생각하는 좋은 병원

현 석 균

병원은 출생에서 사망에 이르기까지 모든 지위를 막론하고 사람들이 거쳐 가는 필수적인 장소이다. 사람들은 어느 병원을 선택하여 아기를 출산할 것인지 일차적으로 생각하고 결정하게 된다. 아울러 일생을 살아가면서 완벽하게 건강을 유지할 수 없기 때문에 지속적으로 건강을 유지하고 질병으로부터 예방 또는 치료받기 위하여 병원을 선택하여 몸을 맡기고 있다. 사망에 즈음하여 마지막 몸을 맡기는 곳 역시 병원인 것이다.

이와 같이 본인이 원하든 원하지 아니하든 필연적으로 접할 수 밖에 없는 곳이다. 환자들은 질병을 잘 치료받기 위하여 좋은 병원을 선택하려 한다. 현재까지 병원들은 질보다 양적인 성장에, 환자 편익을 위한 편의시설보다는 진료실을 추가하여 이익을 추구하는데 역점을 두어왔다. 병원에서 근무하는 직원들은 고압적인 자세와 불친절, 대기시간은 당연하게 여기고, 시설 및 의료기기를 비롯하여 시스템의 구축 또한 병원 위주로 설치 운영되고 있는 현실이다.

그렇다면 환자들은 어떤 병원을 선호하고 좋은 병원으로 인지하여 병원을 선택하는가? '좋은 병원'이란 어떤 병원을 의미하는가? 한마디로 말하기는 힘들지만 병원이 아닌 환자의 입장에서 '환자들이 생각하는 좋은 병원'이란 어떤 병원을 의미하는지 생각해 보기로 한다.

의료시장과 소비자 의식의 변화

의료시장의 변화

국내 의료시장은 급변하고 있다. 이제는 국내 의료기관간의 경쟁에서 해외 유수 병원들과 경쟁해야 할 것으로 예상된다. 정부에서 추진하고 있는 인천 경제특구의 외국병원 설립이 그 예이다.

2008년 인천 송도 경제자유구역에 들어설 미국 필라델피아 국제의료센터 규모가 300병상으로 정해졌지만 수요에 따라서는 600병상까지 확대될 전망이며, 병원의 전체 의사 300명 중 외국인 의사를 30명 규모로 잠정 결정, 파견 및 상근 예정이라고 재정경제부의 병원건립 계획안을 공식 발표한 바 있다. 또한 송도에 들어설 미국 뉴욕장로회병원과 국내 병원과의 합작이 거의 확실시되는 가운데 청라, 영종 지역에도 특화 병원이 들어 설 전망이다. 2008년에 완공을 목표로 추진되는 뉴욕장로회병원은 송도지구 2만5천 평에 600병상 규모로 설립될 예정으로 전체 의료진의 10~30%가 미국에서 파견될 계획이며, 제주도에도 외국 유명 의료기관이 들어설 계획으로 거론되고 있다. 이에 따라 정부에서는 외국병원 설립을 위한 특별법이 현재 검토 중인 것으로 발표되었다.

이와 같이 의료시장의 개방과 더불어, 외국 병원들은 자본력과 기술을 가지고 국내에 상륙하려는 움직임이 더욱 더 강화 될 전망이다. 우리는 이러한 시장변화에 대처하기 위한 경쟁력 확보를 하지 못하면 계속적으로 밀리게 되는 현실이다. 하루 빨리 경쟁력을 갖춘 의료기관으로 거듭나는 것이 시급하리라 본다.

소비자 의식의 변화

국민은 의료에 대한 의식수준 향상, 인터넷 보급 확산, 건강에 대한 국민의 관심 증대로 대중매체를 비롯하여 의료분야에 관심이 한층 더 커졌으며, 있으며 이로 인한 환자의 의식은 많은 변화를 가져왔다.

예를 들면, 대기시간이 발생할 경우이거나 병원 또는 의사의 사정으로 진료 변경이 필요한 경우 환자들은 예약 또는 시간 자체가 고객과 의사 또는 병원과의 계약관계가 성립되었다는 인식이 커져, 불만을 제기하고 있는 것이다. 또한 환자들은 좋은 병원을 찾아가기 위하여 신문, 인터넷 등 다양한 매체를 통하여 정보를 얻고 있으며, 무엇보다도 2000년 의약분업과 의료기관 파업이후 고객은 의사와의 종속 관계에서 자신의 권리를 적극적으로 찾고, 표현하고, 요구하는 수평관계로 변화되었다.

이는 환자들이 과거에 비하여 필요로 하는 정보를 쉽게 얻게 됨으로서 병원 선택 범위가 넓어지고 있으며, 진료 전반에 대한 지식을 사전 습득함으로서 의료행위에 대한 자신의 주장이 강해지고 적극적으로 참여하고 있는 추세이다.

과거의 고객은 선택 범위가 좁고, 정보가 적어 충성도가 오래 지속되었지만, 현재의 고객은 인터넷의 발달로 병원의 선택폭이 넓어져, 다양한 정보를 기반으로 특정 병원에 대한 고객충성도는 약해지고, 불만이 발생하게 되면 즉시 이에 대한 해명을 요구하게 되며, 본인의 개성과 상황에 따라서는 병원, 진료과, 의사를 쉽게 옮기는 현상이 두드러지고 있다(표 2-1).

이와 같이 의사와 고객이 1:1의 진료형태에서 1:다수의 글로벌 진료로 변화함에 따라 이에 신속한 대응을 하지 못하면 환자는 만족하지 못하고 떠나기 마련이다. 이런 문제점을 해결하기 위하여 각 병원들은 병원중심의 시스템에서 환자중심으로 전환하고 있으며, 고객에게 맞춤서비스를 위한 고객관계관리(CRM)를 도입하는 등 병원

〈표 2-1〉 과거의 고객과 현재의 고객

과거의 고객	현재의 고객
충성도가 오래 지속된다	충성도가 약하다
베스트셀러를 주로 선택한다	본인의 개성에 따라 선택한다
상품의 선택 범위가 좁다	상품의 선택 범위가 넓다
상품이 좋으면 선택한다	느낌과 서비스가 좋으면 선택한다
상품 선택 정보가 약하다	상품 선택 정보가 다양하다

출처 : CRM의 이론과 사례. 한국NCR CRM 컨설팅 그룹, 한국능률협회

의 설계부터 운영까지 지속적인 변화를 준비하고 있다.

제도의 변화

지금까지 공공성이 강조되었던 보건의료분야의 빗장이 풀려질 것으로 예상된다. 정부는 의료기관의 영리법인화를 비롯해 의료시장 개방, 민간의료보험 도입 등에 일부 긍정적인 입장을 보이고 있다. 장기 자본 조달을 위한 채권제도 도입 추진과 병원경영 지원회사 활성화, 수익사업 허용, 기타 불필요한 규제 합리화 등을 자본투자 활성화 방안으로 제시하고 있으며, 민간의료보험 도입에 대해서는 본인부담금을 제외한 비급여 부분에 대해 보충형 민간의료보험 활성화와 소비자를 보호하기 위해 상품을 표준화하는 등 제도개선을 추진 중이다.

국회에서는 의료법과 국민연금법 등의 개정을 추진 중에 있다. 주요내용으로 ① 환자 권익 편의 증진 및 안전관리 향상 ② 비급여 진료비용 게시 설명의무 신설 ③ 규제완화를 통해 의료산업 선진화 도모, ④ 프리랜서 의사 허용, 병원 내 의원 개설 의료법인의 합병절차 마련 등을 제시하고 있다. 한편 보건복지부는 의료광고를 대폭 허용하는 의료법 개정 법률을 2007년 4월 공포되어 시행하게 되었는데, 개정 법률은 무분별한 의료광고에 따른 국민 피해를 예방하기 위해 의료광고의 금지기준을 정하고 사전에 심의를 받도록 하고 있다. 다만 정기 간행물(신문 · 잡지 · 기타 간행물), 인터넷 신문, 옥외 광고물(현수막 · 벽보 · 전단)에 게재 등을 포함하여 기사 또는 전문가 의견형태로 표현하는 광고, 평가받지 않은 신의료 기술 광고, 치료효과를 보장한다는 등 소비자를 현혹할 우려가 있는 광고, 다른 의료법인·의료기관 또는 의료인을 비방하는 광고, 수술 장면 등 직접적인 시술행위를 노출하는 광고, 의료인의 기능, 진료방법과 관련해 심각한 부작용 등 정보를 누락하는 광고, 객관적으로 인정되지 않은 내용 등에 대해서는 규제 대상으로 하고 있다. 보건복지부가 향후 의료기관 편의를 위해 기존 허용되었던 광고는 별다른 규제 없이 게재토록 한다는 방침이라 할 수 있다.

소비자 단체의 목소리 역시 커져가고 있다. 각종 평가 및 환자의 권리와 존중에 대해 소비자의 욕구를 충족시키기 위하여 적극적으로 참여하고 반영되고 있는 현실이다.

이러한 시장과 의식, 제도의 변화 속에서 고객을 유치하기 위하여 각 병원들은 고객만족을 추진하지 않을 수 없게 되었다. 의료시장에서 가장 큰 변화는 글로벌화, 디지털화, 공동화로 대변할 수 있는데(그림 2-1), 다양화, 신속화, 개별화를 추구하는 고객들의 의식변화와 더불어 의료보장, 의료개혁, 소비자 단체의 등장 등의 새로운 제도변화 속에서 국내 병원들은 내실을 기하기도 전에 외국 병원들과의 경쟁을 하여야 하는 이중고를 겪게 될 것이 예상된다.

이러한 변화에 대응하기 위하여 병원들은 경쟁력을 하루 빨리 갖추고 새로운 수요에 적응하여야 하며, 이러한 환자의 요구사항에 탄력적으로 대응할 수 있는 세계 수준의 의료 정보화 구축을 비롯하여, 국내외 협력체제 구축, 변화에 따른 신속한 대응, 국민의 요구사

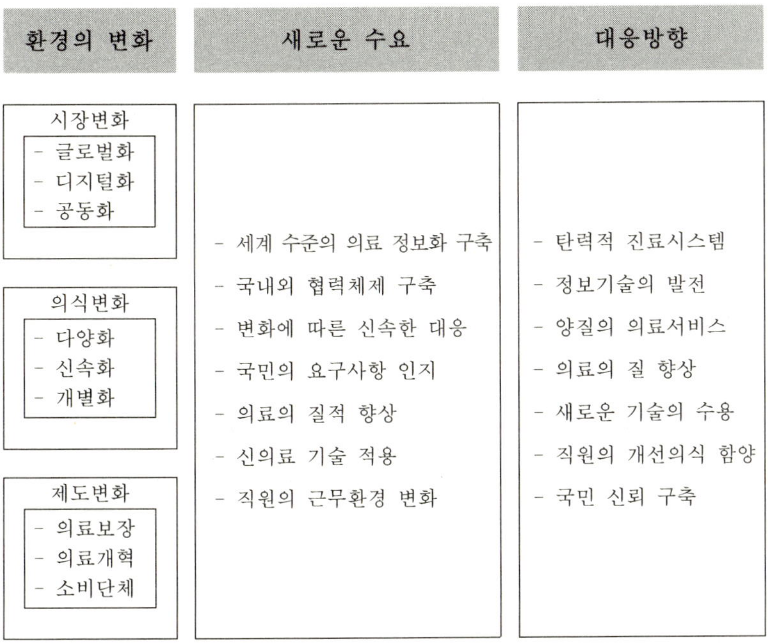

〈그림 2-1〉 변화에 대한 대응방향

항 파악, 의료의 질적 향상, 신 의료 기술 적용, 직원의 근무환경 변화 및 개선의식 함양 등을 통하여 국민의 신뢰 구축과 함께 새로운 수요 창출로서 돌파구를 찾아야 할 것이다.

고객의 소리를 통하여 본 좋은 병원

고객만족이란?

고객만족이란 병원이 환자의 기대수준 이상의 서비스를 하였거나, 환자가 전혀 기대하지 못한 새로운 서비스를 함으로서 기쁨을 줄 때 환자들이 만족하는 것을 말한다. 고객이 만족한다는 것은 고객의 기대수준을 충족하여 준다는 의미이며, 기대수준이 경험수준보다 클 경우 고객들은 병원 이용을 중단하고 다른 병원으로 떠나게 되며, 기대수준과 경험수준이 같은 경우 경쟁병원이 없으면 계속 이용하지만 그렇지 않을 경우 마찬가지를 떠나게 된다(그림 2-2).

고객 불만족		기대수준>경험수준	이용중단
고객만족	고객만족	기대수준=경험수준	경쟁병원이 없으면 계속 이용하고, 있으면 이용중단
	고객기쁨	기대수준<경험수준	재이용
	고객감동	기대수준<<경험수준	충성고객

〈그림 2-2〉 고객만족 기준

고객을 지속적으로 재이용하기 위해서는 기대수준보다 경험수준이 커야하며, 경험수준이 기대수준 이상이었다면 고객은 감동이 되어 충성고객으로 남게 될 것이다.

환자가 특정 병원을 선택하고 이용하는 주요 요인은 친절성, 기술성, 전문성, 시설의 쾌적성을 기초로 하여 특정병원의 서비스가 좋다 또는 나쁘다를 판단하고, 그 결과에 따라 본인 또는 주변(배우자 또는 친인척)과 협의를 통해 병원을 선택하게 된다. 그러므로 이러한 4개 요소는 환자들이 병원을 선택하는 가장 큰 요소 중의 하나이다.

병원의 선정

환자가 특정 병원을 방문하여 "만족한다"라고 결정하는 순간은 고객과 내부직원이 접하는 그 순간이라 할 수 있다. 이러한 순간들을 살펴보면 첫째, 예약과정에서 발생한다. 고객은 병원 예약을 결정한 이후, 인터넷을 접속하는 순간 또는 전화로 통화하는 순간과 예약이 되는 순간, 외래에서 예약을 접수한 순간에 느낄 수 있다. 둘째, 외래과정에서 발생한다. 병원에 도착하는 순간의 첫 인상과 외래에 접수하는 순간이며, 셋째는 진료과정으로서 외래 및 입원시 의사가 환자를 진료하는 순간, 의료진으로부터 설명을 듣는 순간, 병원을 떠나는 순간이다. 넷째, 검사의 예약 및 검사과정에서 발생한다. 환자는 검사를 예약하는 순간과 검사받는 순간, 검사 결과를 보는 순간에 결정되며, 다섯째, 입원과정에서 발생한다. 입원 수속을 밟는 순간, 입원실에 들어서는 순간, 퇴원 수속을 밟는 순간, 의료비를 정산하는 순간 등 병원에서 환자와 직접적으로 접하는 모든 접점부서와의 첫 만남에서 고객만족도가 결정된다.

이러한 고객의 첫 만남의 과정에서 접점부서의 문제점을 파악하기 위하여 가장 일반적으로 이용하고 있는 것이 만족도조사이다. 이는 〈그림 2-3〉과 같이 구조적인 부문과 과정, 결과의 3개 부문으로 구분할 수 있다. 구조적인 부문과 과정은 다시 진료, 인력(인적자원), 시스템, 시설 등 4개 영역으로 구분하며, 이것에 의하여 만족도가 결정된다. 그 결과에 따라 환자가 병원을 재이용 할 것인지, 주변사람에게 이용을 권유할 것인지 결정되는 것이다. 이러한 여러 과정을 통하여 병원의 전반적인 만족 수준과 고객의 충성도가 결정된다.

환자는 어떤 동기로 특정 병원을 선택하는가? 그 답을 찾기 위하여 서울, 경기의 4개 대학병원을 방문한 1,524명을 대상으로 조사한 결과에 의하면, 환자들이 특정 병원을 선정한 동기는 외래와 입원 환자의 경우 약간 차이가 있지만 첫째, 친절하고 서비스가 좋은 병원(25%), 둘째, 유명한 의사(20%), 셋째, 각종 신문, 인터넷, 잡지기사를 보고(19%) 병원을 선택한다고 응답하였다(표 2-2). 환자는 의료의 질적 부문에 대해 평가하기 어렵기 때문에 무엇보다 환자가 편안하게 치료를 받을 수 있는 병원을 찾는다는 것이라고 풀이 할 수 있겠다.

한편 환자가 원하는 바를 실질적으로 파악할 수 있는 것이 고객의 소리이다. 고객의 소리는 환자가 병원을 방문하여 경험한 사항에 대해 모아 놓은 것으로 병원의 현실, 환자의 요구사항을 알 수 있는 가장 중요한 정보라 할 수 있다. 미국의 설문조사 기관인 TARP에

분류	대분류	중분류	소분류
구조평가	진료	진료관련	진료시간, 설명(질병, 수술, 검사 등), 관련과와 협진, 약복용, 부작용 등
	시스템	교통	교통의 편리성
		예약절차	예약 용이성, 예약수준
		대기시간	접수, 수납대기, 진찰, 약국, 검사대기, 입원대기
	시설	시설환경	청결, 환기상태, 조명상태, 안내표지판, 의료기기 등
		주차장시설	편이성, 주차료 등
		부대시설	구내식당, 매점, 진료대기실, 식사, 장애자 편의시설 등
과정평가	인력	친절성	의사, 간호사, 조무사, 의료기사, 약사, 자원봉사자, 안내, 경비, 접수직원, 수납직원 등
	시스템	절차	병원 이용절차, 검사절차, 환자교육 등
결과평가	전반적인 만족도	진료결과	진료결과, 증상완화정도, 종합만족도, 재이용의사, 주위 이용 권유 등
		진료비	진료비

〈그림 2-3〉 고객만족도 구성요소

의하면 "고객 불만은 모든 업무의 안전밸브이다. 고객 불만은 아주 귀중한 조기경보 시스템이다."라고 하였다.

고객은 불만을 우리에게 말하지 않고 다른 고객, 다른 잠재 고객에게 말한다. 불만족한 고객이 만족한 고객보다 다른 고객에게 기분

〈표 2-2〉 환자가 병원을 선택한 동기

구 분	외 래		입 원		전체	
	수	%	수	%	수	%
친절하고 서비스가 좋아서	214	27	173	23	387	25
유명한 의사가 있어서	146	19	153	21	299	20
신문, 인터넷, 잡지기사를 보고	134	17	151	20	285	19
주변사람의 소개로	123	16	56	8	179	12
지리적으로 가까워서	93	12	76	10	169	11
협진의원 소개로	21	3	36	5	57	4
시설, 장비가 좋아서	21	3	24	3	45	3
기타	31	4	72	10	103	6
계	783	100	741	100	1,524	100

※ 외래 783명, 입원 741명 조사결과

나빴던 경험을 이야기할 가능성이 20배나 더 높다. 병원에 방문한 고객 중 60~70% 고객이 문제를 파악하였는데, 그 고객의 50%는 그것을 병원에 전혀 알리지도 않으며, 45%의 고객만이 고객상담실에 알리는 것으로 조사되었다. 이 조사에서 관리자가 고객의 불만을 파악할 기회는 5%에 지나지 않는다는 것을 알 수 있다. 이처럼 고객은 불만이 있어도 쉽게 말하지 않으며, 병원에서는 이러한 불만을 파악할 기회는 더욱 더 적다. 좋은 병원을 만들기 위해서는 다양한 채널로 접수되는 고객 불만을 종합하여 병원의 개선 전략으로서 활용하는 것이 필요할 것이다. 그러므로 고객의 소리를 세분화하여 각 부문별로 무엇이 문제인지 알아보고 이를 통하여 고객이 원하는 좋은 병원을 유추해 보기로 한다.

고객의 소리를 통하여 본 좋은 병원

고객의 소리 접수 채널은 방문을 비롯하여 우편, 소리함, 설문, 전화, 인터넷 등 다양한 창구를 통하여 접수되고 있다. 이러한 정보들은 병원의 현실을 인식하고 개선하는데 중요한 자료로 활용된다. 서울, 경기지역에 있는 4개 대학병원의 고객의 소리 접수 현황에 의하면 4,563건 중 감사내용이 65%, 불만내용이 35%를 차지하였다. 불만내용은 진료관련 내용이 701건(39.0%)으로 가장 많은 부분을 차지하였으며, 인력(26.5%), 시스템(16.8%), 시설(12.8%) 순이었다(그림 2-4).

진료 관련 불만내용을 살펴보면 진료무성의(39.5%), 설명부족(17.3%), 수술불만(9.7%)순이었다. 환자들이 가장 중요시하는 것은 의료진이 질병 또는 진료와 관련하여 얼마나 성심껏 설명하느냐 하는 것이며, 이는 만족도에 가장 큰 영향을 미친다는 것이다.

부문	불 만

진료

내 용	건수	백분율
진료무성의	277	39.5
설명부족	121	17.3
수술불만	68	9.7
진료대기	35	5.0
처치불만	24	3.3
처방오류	23	3.3
수술설명	23	3.3
오진	13	1.9
불합리한 퇴원	12	1.7
투약부작용	8	1.1
기타	97	13.8
계	701	100.0

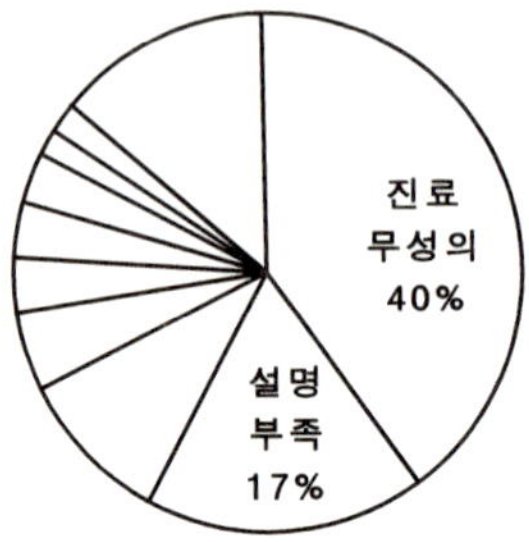

인력

내 용	건수	백분율
불친절	256	60.5
접수안내 착오	167	39.5

불친절직종	건수	백분율
의사	75	29.3
간호사	65	25.4
수납직원	29	11.3
외래보조원	14	5.5
병동보조원	13	5.1
의료기사	11	4.3
접수안내	11	4.3
기타	38	14.8
계	256	100.0

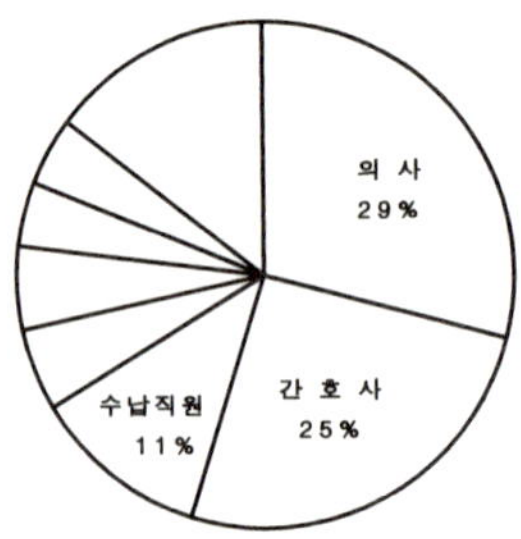

〈그림 2-4〉 부문별 불만현황

부분	불만		
	내 용	건수	백분율
시스템	입원대기, 배정	65	13.9
	식사	56	12.0
	병실관련	49	10.5
	주차비	34	7.3
	검사무성의	33	7.1
	서류발급	21	4.5
	투약불만	19	4.1
	검사기술	18	3.8
	검사대기	18	3.8
	진료비	16	3.4
	진료예약	15	3.2
	기타	124	26.5
	계	468	100.0

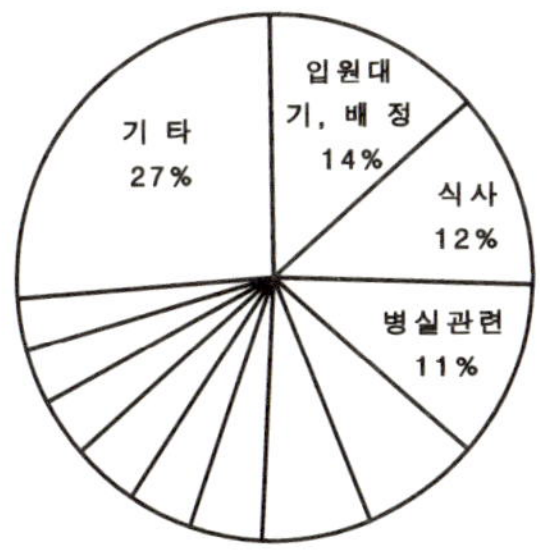

부분	내 용	건수	백분율
시설	시설관련	83	40.5
	편의시설	45	22.0
	청소	32	15.6
	환기시설	11	5.4
	주차장	9	4.4
	전산관련	6	2.9
	기타	19	9.3
	계	205	100.0

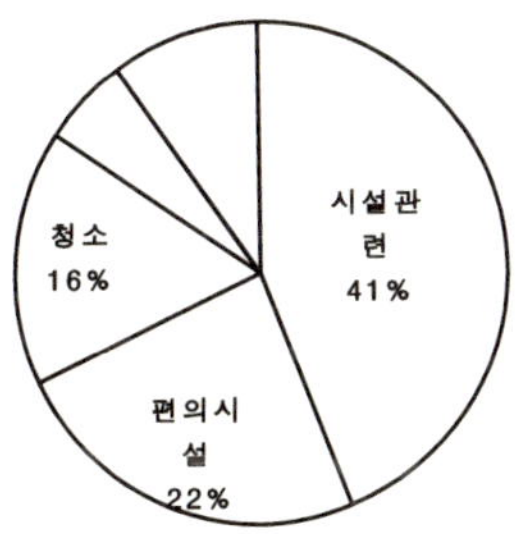

〈그림 2-4〉 부문별 불만현황(계속)

인력부문에서는 불친절관련 사항이 전체 불만의 60.5%를 차지하였으며, 나머지가 접수 안내와 관련 사항들이다. 불친절 내용을 접점부서별로 보면 의사(29.3%), 간호사(25.4%), 수납직원(11.3%) 순이었다. 진료부문과 마찬가지로 의사의 친절성이 만족도에 가장 큰 영향을 미친다는 것을 알 수 있다. 환자들의 불친절은 환자와 접촉하는 순간에 직원의 표정, 무의식적인 언어 등의 행동에 의하여 많은 영향을 미친다는 것을 알 수 있다.

시스템 관련해서는 입원대기 및 병실배정(13.9%), 식사(12.0%), 병실관련(10.5%)의 순으로 불만이 많았다. 여기에서는 정부의 정책적인 부분으로 해결이 불가능한 사안도 있지만, 자체적으로 시스템을 분석하여 원인을 찾고, 해결한다면 많은 도움이 될 것이다.

시설 관련 불만으로는 시설관련(40.5%), 편의시설(22.0%), 청소 불량(15.6%) 순으로 아직까지 의료기관에서 병원을 지을 때부터 환자중심의 시설보다는 병원 중심의 시설을 가지고 운영하는 주 원인이 아닌가 생각한다.

이를 종합해 보면 첫째, 진료에서는 의사의 진료 무성의와 설명이 주 원인이며, 인력부문에서는 불친절 및 안내 미숙, 시스템에서는 입원대기, 병실배정 등의 불만을, 시설부문에서는 병원의 각종 시설과 편의시설 및 청소 등 주변의 환경에 대해 많은 불만을 표시하였다.

환자가 생각하는 좋은 병원이란

좋은 병원이 되기 위해서는 진료, 인력, 시스템, 시설 등의 4개 부문이 상호 융합되어야 한다(그림 2-5). 그러기 위해서는 환자 눈높이에 맞는 병원, 열린 병원, 디지털 병원, 깨끗한 병원을 추구하여야 하며, 이를 통하여 환자중심의 진료, 선진 의료서비스, 직원의 친절성 등 믿음과 신뢰 형성이 되도록 하여 편안한 마음으로 믿고 찾을

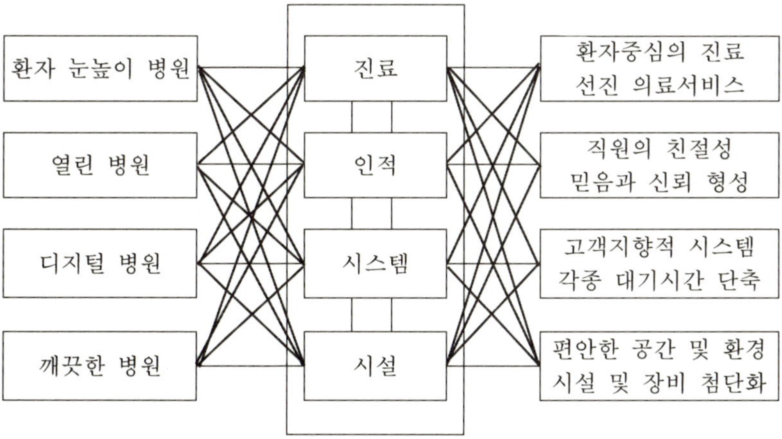

〈그림 2-5〉 좋은 병원이 되기 위한 관계

수 있도록 하여야 할 것이다.

좋은 병원이 되기 위해서는 병원의 현 위치를 파악하고 문제점에 대해 시스템적으로 접근하여 지속적인 개선, 관리를 통하여 정착화하는 것이 필요하다. 데일리 메디에 의하면 고객의 소리 접수내용에 대해 고객에게 신속한 피드백으로 호평을 받았다는 기사와 함께 메디컬잡 조사결과 '시설 좋은 곳보다 친절한 병원 가고 싶어'라고 조사된 바가 있다. 이와 같이 고객들은 아주 큰 것을 요구하는 것이 아니라 조그마한 배려와 설명, 관심이 큰 기쁨으로 다가온다는 것을 알 수 있다. 앞에서 언급한 바와 같이 시설이 좋으면 더 좋겠지만 고객들은 시설보다는 친절한 병원을 선택하는 경향이 많다는 점에 유의 하여야 한다. 또한 불만이 발생할 경우 즉시 회신하여 진행상황이나 결과를 알려줌으로서 고객의 의견이 무시되지 않고 존중되고 있다는 인식을 심어주는 것이 필요하다.

환자가 생각하는 좋은 병원

환자는 중간과정이 약간 불편하였다 하더라도 좋은 결과를 가져온 경우 의사를 믿고 만족한다. 그렇지만 이러한 과정에서 원활한 시스템을 갖추고 운영된다면 더할 나위 없이 충성고객이 될 것이다. 환자가 바라는 것은 자신들이 지불한 진료비의 가치 이상으로 효율적인 서비스를 얻고 싶어 한다(Lucas, 1998).

대부분의 고객이 원하는 것은 다음과 같다.

① 환자를 알아주는 것이다. 환자가 왔을 때 미소를 지어주거나, 보았다는 것을 표시하여 주어야 한다.

② 공손한 언행이다. 고객이 옳지 않더라도 평온한 마음을 잃지 말고 대하여야 한다.

③ 필요한 경우 적시에 서비스를 한다. 환자가 부당하게 시간을 허비하지 않도록 배려하는 자세가 필요하다.

④ 전문적이어야 한다. 질문사항에 대하여 고객이 이해하기 쉽고, 믿음이 갈 수 있도록 설명하여야 한다.

⑤ 열성적인 서비스를 받는 것이다. 필요한 검사와 관련하여 진료진행사항 등 환자와 함께, 열성적으로 대한다는 인상이 되도록 하는 것이 필요하다.

⑥ 인내심을 갖고 대한다. 고객은 항상 매끄러운 서비스를 받기를 원한다. 비현실적인 건의를 한다하여도 인내심을 갖고 전문가답게 대처하여야 한다.

아무리 사소한 일이라도 감정에 치우치지 말고, 전문가적인 입장에서 설명하고 이해를 시키는 것이 무엇보다 필요하다. 환자가 생각하는 좋은 병원이 되기 위해서는 〈그림 2-6〉과 같이 고객의 소리의 내용을 진료, 인력, 시스템, 시설부문의 사례를 역으로 생각하면 환자들이 요구하는 것을 인지하게 될 것이다.

결론적으로 환자가 생각하는 좋은 병원이란 병원을 방문할 필요성이 있는 경우 쉽게 접근이 가능하여야 하며, 정확한 진료를 통해 믿음과 신뢰로 질병에서 해방되고, 고객의 눈높이에 맞는 충분한 설명과 시스템을 갖춘 좋은 환경을 가진 병원을 의미한다. 그렇지만 이러한 모든 것을 충족시키기 위해서는 직원들이 모두 만족하여 신바람 나는 병원이 선행되어야 한다.

직원 개개인의 행동 하나하나를 환자들이 보고 있기 때문이다. 스스로 하겠다는 마음과 의지가 없으면 구호에 그칠 우려가 많다. 항상 기쁨 마음으로 환자를 대하고 형식적인 친절을 벗어나 마음에 우러나오며, 가족과 같은 마음으로 진정으로 고객을 위하는 마음과 행동이 실천될 때 고객이 바라는 좋은 병원이 될 것이다.

진료	환자가 진료받기 편한 시스템 환자의 눈높이에 맞는 설명 진료 및 수술을 잘하는 병원 성의 있는 응대 및 관심 진료대기시간이 짧은 병원
시스템	첨단 의료기기 눈높이에 맞는 검사설명 검사기술 및 안내 검사환경 및 대기시간
인력	환자의 눈높이에 맞는 설명 항상 밝은 표정과 태도 환자중심의 간호 신속한 응대
시설	저렴한 의료비용 입원대기 감소 각종 편의시설 편리성 깨끗하고 편리한 병원시설

〈그림 2-6〉 고객의 소리를 통하여 본 병원

참고문헌

유승흠. 병원경영. 계축문화사, 2006

Lucas RW(지음). 이승신 외 4인(옮김). 고객서비스 어떻게 할 것인가?. 석정, 1998

제3장 좋은 직원, 좋은 병원

제 3 장
좋은 직원, 좋은 병원

김 종 일

좋은 직원이란?

환자가 생각하는 좋은 병원직원이란 "친절한 직원"

친절하다는 것은 "환자에 대한 서비스가 좋다"라고 할 수 있다. 서비스의 어원은 라틴어 "servus"(노예라는 의미)에서 유래된 말로 섬긴다는 의미가 있다. 병원이 환자에게 의료서비스를 하는데 있어서 최첨단 의료장비와 시설을 제공해야하는 "설비의존서비스"와 전문인력과 우수한 실력을 겸비한 의료진의 "인력의존서비스"로 구분되며, 병원은 양자 모두를 서비스해야 한다. 우리들의 재화, 친절, 봉사, 노력 등 을 통하여 고객들을 만족시켜드리고 우리들 또한 기쁨,

보람, 성취감을 얻는 것이 서비스이다. 즉 "서비스는 말과 이론이 아닌, 실천하는 것"이다.

그런데 왜 서비스가 잘 안될까? 아는 것, 느끼는 것,
행동하는 것이 일치하지 않기 때문이다.

양질의 의료서비스는 환자가 원하는 양질의 다양한 서비스를 하는 것이다. 환자는 서비스 질에 비중을 두고 기대수준에 따라 의료기관을 선택한다. 서비스를 받은 후에는 기대했던 서비스와 지각한 서비스를 비교 평가하여, 기대에 충족되면 계속 이용하고, 만족스럽지 못하면 의료기관에 관심을 갖지 않거나 항의를 한다.

병원을 이용하는 환자는 하드웨어(시설, 인프라), 소프트웨어(스피드, 시스템), 휴먼웨어(친절서비스, 인간관계) 등을 판단하여 병원을 선택 한다.

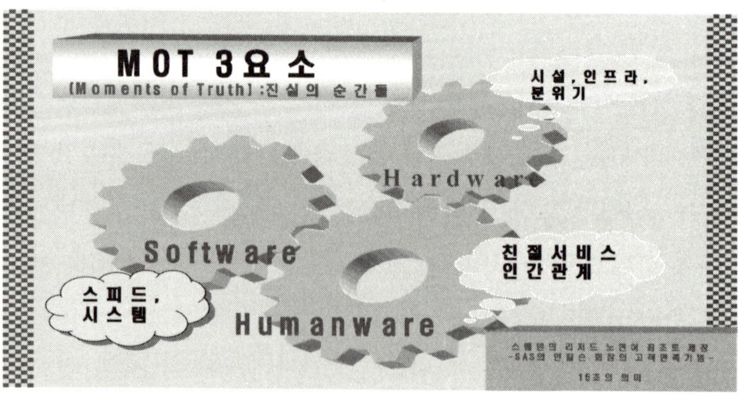

〈그림 3-1〉 고객접점관리(MOT) 3요소

❖ 소비자가 본 우리나라의 병원문화

① 사람 취급을 못 받는 곳

② 직원은 왕이요 환자는 신하인 곳

③ 모든 환자를 일자 무식자로 취급하여 열등감을 극대화하는 곳

④ 주변 환경의 변화와 관계없이 전 근대적인 별개의 문화를 이어가는 이국 땅

⑤ 한국의 병원은 몸의 병을 치료하는 대신 마음의 병을 얻어 가는 곳!

그러면 환자는 좋은 병원을 선택할 때 무엇을 가장 중요시 생각하는가? 소비자조사(2004)에 의하면 실력, 친절, 좋은 시설, 용이성의 순이었으며, 같은 해 메디컬 잡 조사에서는 시설이 좋은 병원보다는 친절한 병원이 좋다고 하였다. 일본 닛케이 비즈니스는 환자가 생각하는 좋은 병원은 상세하고 친절한 설명(80.9%)을 해 주는 곳이라고 하였다. 의료인에게는 단순히 병을 치료하고 병원 업무를 보는 것 이상의 더 특별하고 고귀한 역할이 있으며. 친절과 사랑을 통해서 모든 환자들의 마음을 다독이고 기쁨을 주는 역할이 필요하다고 하겠다.

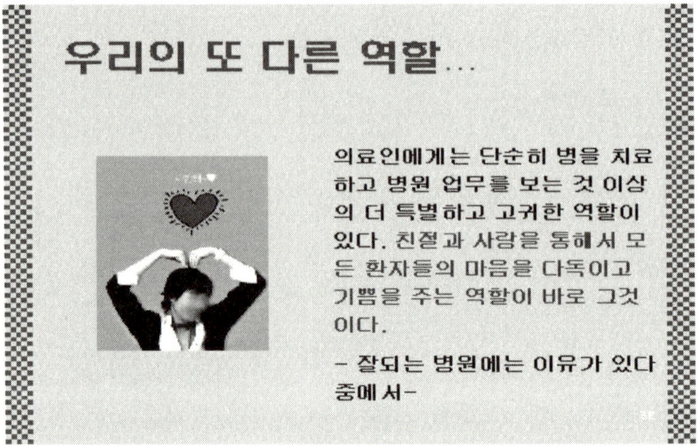

〈그림 3-2〉

미국 J.D. Power Consumer Center(2006)에 의하면 소비자가 병원만족도를 결정하는 요인으로 진료성과(실력) 외에도 환자에 대한 존엄성(dignity & respect)으로 사생활보호와 친절한 응대를 해야 한다고 하였으며, 환자의 요구나 요청 시에 신속한 응대(speed & efficiency)를 하고, 내 집 같은 편안한(comfort) 시설 뿐 아니라 환자에게 관심을 표명해주는 편안함이 있어야 한다고 보고 있다. 아울러 이해하기 쉬운 설명(information & communication)으로 환자입장에서 환자별 눈높이에 맞추어 해주는 설명이 있어야하며, 심리적 안정 도모(emotional support)등 결정요인이라고 하였다. 그러므로 나라를 초월하여 전문적인 실력 이외에 인간에 대한 존엄성을 가장 중요시 여기고 있음을 알 수 있다.

의료서비스에 대한 고객의 소리는 다양하다. “고객의 불평은 최대의 정보이다"라는 말처럼 병원을 이용하는 고객들의 소리를 파악하여 고객 중심으로 해결하는 것이 좋은 병원이다. 우리나라의 유수한 의료기관 중 설립주체별로 다양한 3차병원을 포함하여 총 4개 병원의 고객의 소리를 분석한 결과 인적 요인이 61%, 환경적 요인이 20%, 절차적 요인이 19%를 차지하여, 인적 요인에 대한 환자의 요구가 가장 높았다(표 3-1).

〈표 3-1〉 4개 병원 고객의 소리 분석

구분	A병원 (3차 국립)	B병원 (3차 시립)	C병원 (3차 기업)	D병원 (2차 국립)
인적 요인 (61%)	53.8%	60.9%	77.5%	51.5%
환경적 요인 (20%)	20.6%	30.2%	15.0%	14.2%
절차적 요인 (19%)	25.6%	8.9%	7.5%	34.3%

환자를 만나는 모든 접점에 있는 직원의 태도는 의료서비스에 대한 만족도를 높여주고 병원선택의 기준이 된다.

❖ 고객이 원하는 직원

관심과 정당한 대우를 받기를 원하는 고객의 마음을 헤아리고

① 먼저 다가가 친절을 베푸는 직원

② 전문적이고 숙련된 업무처리로 신속하게 대응해주는 직원

③ 고객의 불편한 점을 들어주고 설명 잘 해주는 직원

④ 가족 같은 마음으로 세심하게 배려하고 보살펴주는 직원이 좋은 직원

환자의 마음을 읽고 먼저 다가가기!

병원을 찾는 사람 중에는 의료 기술보다 인간적인 대우에 만족해하는 사람들이 많다. 환자의 입장에서 고통을 이해하려 하고 위로하는 의료진의 진지한 모습은 값지고 사람을 다루는 의료인은 이러한 아픈 사람의 마음까지 배려하기 때문에 다른 이들로부터 존경을 받는다. 짧은 진료시간이지만 효과적으로 환자를 만족시키는 의료서비스는 병원의 경쟁력이다. 환자 서비스를 위한 첫걸음은 환자와의 눈높이를 맞추는 것이다. 환자의 눈높이에서 환자 중심의 서비스를 제공하는 직원이 많을수록 좋은 병원이다.

❖ 고객의 소리

① 딱딱하고, 미소 없고, 마네킹 표정, 고압적인 태도는 싫어요.

② 업무 교대 시 눈 맞추고 인사하는 모습을 기대 합니다.

③ 직원 신발 소리가 커서 귀에 거슬려요

④ 불안하고 초조한데 관심이 없나 봐요.

⑤ 모두들 바쁘고 분주해 보여 이야기를 할 수 없다

⑥ 말을 걸려는 고객을 무시하고 전화만 받는다.

단소리

금요일 오후 00과 진료를 받은 환자입니다. 00진단을 위해 추가 수납을 하다 진료비 항목을 확인하고자 문의하였는데 담당자가 걷기 불편한 저를 보고는 "많이 힘드시죠?" 하면서 자리에서 일어나 의자를 준비하여 앉는데 도움을 주었습니다. 직원은 웃음 가득한 미소를 담고 다정스럽게 무엇을 도와드릴 것인지 물었습니다. 문의 내용에 대해 진료비 내용을 확인 후에 자료를 출력하여 볼펜으로 항목마다 체크하면서 이해하기 쉽게 설명을 해 주었습니다. 설명 시에도 또한 설명한 부분에 대해 이해하지 못한 부분이 있는지에 다시 확인하여 병원에 대한 신뢰를 주었으며, 예쁜 얼굴과 고운 화장 한 모습이 아름답다는 생각이 들었습니다. 고객의 문의에 성심껏 답변해 주고 고객의 궁금증이 풀릴 때 까지 기다려 주시고 설명해 주셔서 기분 좋은 하루였습니다.

❖ 환자의 마음을 읽고 먼저 다가가는 좋은 직원

① 인사 첫 만남에서 소개하기
응대 시 눈 맞추기
일어나 응대하기
마주칠 때 인사하기
퇴실 시 인사하기

② 정서적 지지 (emotional support)
상냥하고 밝은 미소
편안하고 자상함
가족처럼 이해하는 배려와 말투
따뜻한 마음
관심 있는 간호
환자를 진심으로 걱정하는 마음

③ 태도 밝은 표정
바른 자세
예의바른 태도
접점에서 음료 마시지 않기
간호사 스테이션에서 사담이나 환자에 대한 비판 하지 않기

④ 대화 경청하기
부드럽고 쉬운 설명
적당한 말의 속도와 크기 등 적절한 대화법사용

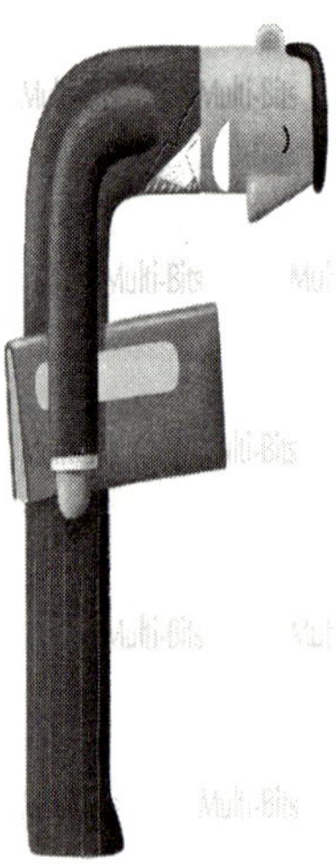

전문적이고 숙련된 업무처리로 신속한 대응을 ...

병원을 찾는 고객들은 불안한 상태이기 때문에 오감(五感)을 총동원하여 자기에게 행해지는 모든 행위에 대해 감지하려고 한다. 의료진은 환자의 입장에서 고통을 이해하려하고, 환자 요구에 대해 진지한 모습으로 적극적이고, 신속하게 해결해 준다면, 환자는 고마워하고 신뢰를 갖게 될 것이다.

❖ 고객의 소리

① 채혈 시 여러 번 찌르고, 혈관이 터지고, 부어올라 시퍼렇게 멍이 들고….
② 검사부위를 잘못 알고 다른 부위를 촬영해서 다시 하느라 시간을 낭비한다.
③ 호출을 몇 번씩 해야 오고, 환자 요구에 대한 대처를 늦게 한다.
④ 도움 요청에 무시, 회피하며 짜증을 노골적으로 표현 한다
⑤ 검사비가 많이 나와 문의하자 짜증내며 확인 후 비용을 돌려주니 계산도 못해?

쓴소리

MRI 촬영실에서 있었던 일인데요. 조영제를 투여해야하는데 처음에는 오른쪽 팔에 주사를 놓았으나 혈관에 제대로 안 꽂혀서 무척 아팠어요. 제가 아프다고 하니까 담당자가 '어, 빠졌네'하면서 대수롭지 않게 다시 손등에 꽂았습니다. 그러니까 제가 맞아야 하는 조영제는 팔에서 반도 안 들어가고 다시 손을 통해서 다시 맞아야 했고요. 조영제가 제대로 다 들어갔는지도 알 수 없고요, 그 과정에서 저의 오른쪽 팔과 손은 너무나 아파서 결국 제가 검사받는 동안 눈물을 흘리면서 참아야 했어요.

저는 머리가 아파서 검사를 받는 것이었는데 제가 마음의 안정을 갖지 못하고 통증을 참으며 검사를 받아야 했던 것도 그렇고 그 이후 하루가 지난 지금까지도 계속해서 팔이 뻐근하게 아픈 것도 신경이 쓰이고 불쾌합니다. 팔이 아프기만 한 것이 아니라 저리고 감각도 이상하며 오른쪽 손은 무척 차가우면서 마치 남의 손인 듯이 좀 둔한 감각 때문에 무척 불안합니다.

검사실에서 일하는 사람이라면 전문가 아닙니까? 저는 집이 먼데도 불구하고 최고의 서비스를 받기위해 적지 않은 돈과 시간을 투자해서 A병원에 간 건데 혈관도 제대로 찾지 못하고 또 자기가 실수를 저질러 놓고도 그 상황파악도 잘 하지 못하다니 정말 어이가 없었습니다. 게다가 친절하지도 않았지요. 거친 말투와 사과도 한마디 안하고..

그러므로 전문적이고 신속한 대응을 해주는 좋은 직원은 다음과 같은 것을 잘 할 수 있어야 한다.

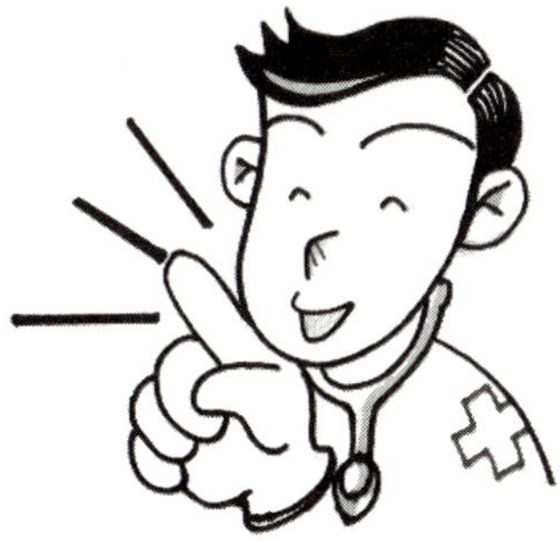

① 신속한 처치, 통증조절, 적절한 처치
② 전 처치 실행여부 확인
③ 처치 및 치료시의 능숙한 기술 (skill)
④ 검사 예약시간 준수
⑤ 검사 결과 확인
⑥ 정확한 수가산정

모든 환자는 내가 만나는 직원개개인이 그 분야에선 최고의 프로이기를 바란다.

잘 들어주고 설명 잘하기!

일반적으로 환자들이 병원에 바라는 것은 치료보다는 서비스 측면이 더 크다. 자신의 말을 잘 들어주고, 자세히 설명해 주는 것이다. 그러나 의료진들이 환자의 말을 잘 들어주지 않아서 그로 인한 오해, 오진, 불평불만, 불신 등 많은 문제점들이 일어나고 있다.

고객의 소리 중 흔한 내용은 다음과 같다.

① 어려운 의학용어사용과, 알아들을 수 없는 설명만 일방적으로 한다.
② 물어보면 고개를 숙이고 있고, 대답도 늦으며 반복설명은 절대 하지 않는다.
③ 여러 차례의 질문을 하면 짜증스러워 하고 심지어 대꾸도 없이 무시한다.

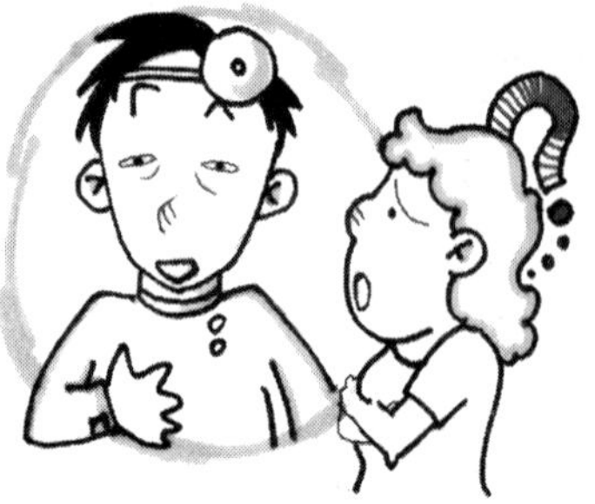

단소리

저는 심장내과를 다니는 환자의 보호자입니다. 오늘 환자가 진료를 받은 후 또 하나의 검사를 받아야 되는 결과가 나왔습니다. 지방에서 올라오신 어머니가 다음에 다시 올라 오셔서 검사를 받고 검사 결과를 보러 연거푸 올라와야 하는 상황으로 조금 답답해하고 난감한 예약 때문에 많이 고민을 하고 있었습니다. 그런데 그곳 교육실에 근무하시는 000간호사님이 내용을 보시더니 아주 현명하시게 저희가 최대한 편하게 진료와 검사를 받을 수 있는 여러 가지를 살펴보시고 제안을 해주셔서 정말 고마웠습니다.

나이 많으신 환자가 꼭 보호자와 같이 가는 이유 중에서 가장 큰 것은 간호사들의 말씀이 또박또박하지만 말이 너무 빠른 경우가 있어서 알아 듣기 힘든데 오늘 000간호사님은 너무나 차분하고 또박또박하게 검사 날짜와 검사 과정에 대해 설명해 주셔서 정말 고마웠습니다. 저도 사람을 상대하는 직업인 기업체 레크리에이션 강사입니다. 제 직업상 보는 견해에서도 말투나 표정이 너무 좋은 간호사이셨습니다.

환자의 이야기를 잘 들어주고 설명을 잘하는 좋은 직원은 다음 사항 때 유의한다.

① 환자의 궁금한 사항 충분하게 들어주기

② 검사 종류, 예상시간, 검사과정에 대한 설명하기

③ 치료 진행과정에 대해 충분히 설명하기

④ 진료비에 대한 설명.

⑤ 약물에 대한 쉬운 설명

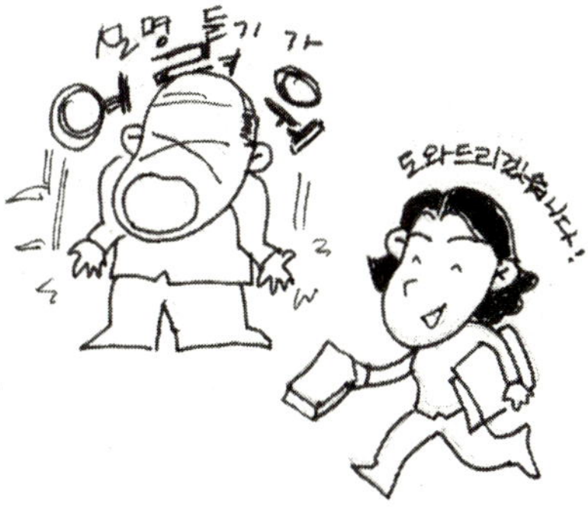

세심한 배려와 가족 같은 보살핌

환자는 병원직원이 자신을 배려해 주고 있는지 아닌지를 순간적으로 느낄 수 있으며 직원의 입장에서는 별것 아니라고 생각하는 조그만 배려에 감동하기도 하고, 혹은 사소한 부주의나 소홀함에 분개하기도 한다.

환자의 바람은 다음과 같다.

① 자신의 불편에 대해 귀 기울여 준다.

② 진심어린 동감을 하여 준다.

③ 어떻게 하면 불편이 해소될 수 있는지 알려준다.

④ 얼마동안이면 불편이 해소될 수 있는지 설명해준다.

⑤ 응대하는 직원이 진실로 자신을 도와주고자 한다.

⑥ 자신의 의견을 존중하고 수렴해 주었으면 한다.

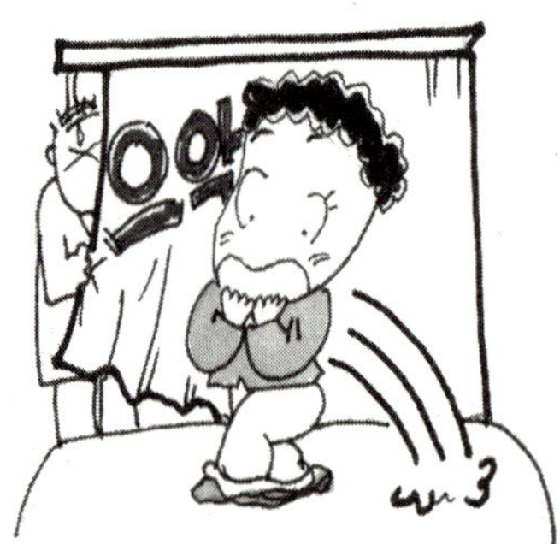

병원은 새벽부터 업무가 바쁘게 움직이게 된다. 당일 날 주치의사가 회진을 오기 전에 수술환자는 수술부위를 소독도 하고 드레싱을 해 놓아야하고, 검사결과에 따라 치료방향이나 투약하는 약이 달라질 수 있으므로 이른 새벽부터 전공의들은 그야말로 일분일초를 나누어 움직인다. 그렇지만 환자입장에서 보면 새로운 환경과 본인의 질병에 대한 걱정, 그리고 집에 있는 가족, 직장문제 등으로 고민을 하다가 잠을 설치게 된다. 이른 아침의 단잠을 설치게 하는 일은 이

래서 더욱 환자의 불만족의 요인이 되는지 모른다.

❖ 고객의 소리

① 치료 시에 반창고를 마구 잡아 떼어내어 너무 아파서 눈물이 났다.

② 새벽 4시경에 체온을 재고, 채혈 및 수술부위 처치 등을 해야 하는가?

③ 식사를 실수로 누락시켜 약도 못 먹고 배고픔에 시달렸다.

반면에 고객들은 사소한 부분에서 감동을 받기도 한다. 병동에서 분실한 휴대폰을 택배로 보내주는 직원, 수술실로 가기 전에 손잡아 기도해 주어 편안함을 느끼게 해주는 직원의 태도는 감동을 주게 된다.

항상 환자 입장에서 생각과 행동을 하고, 세심한 배려와 가족 같은 보살핌을 해주는 좋은 직원은 다음과 같은 점에 항상 유의한다.

① 환자 입장에서 생각하기

② 검사 및 치료 시 불안감 해소

③ 다양한 검사를 환자일정에 맞게 조정

④ 어린이나 노약자는 안내 및 동행하기

⑤ 편안하고 아늑한 환경 조성

서비스를 구성하는 요소들 중에서 표준화가 어렵고 변화가 빠른 것이 인적 서비스이고 이는 요즈음 의료환경에서 의료마케팅의 차별

화에 큰 요인으로 작용한다. 좋은 직원이 되기 위한 노력의 일환으로 많은 병원에서는 노력을 하고 있다. 즉, 고객중심 마인드 고취를 위해 신입인턴을 대상으로 내시경, MRI 등 입원환자 체험교육을 실시하여 검사나 시술시 환자의 고충과 요구사항을 체험하게하거나(K대 D병원), 환자와의 간격을 좁히기 위해 진료과장들이 입원환자들의 사연 소개와 신청곡을 방송해주는 음악방송 DJ활동(S병원), 5년 이상의 경력간호사를 채용해 입원환자의 정맥주사에 대한 불안과 불편감 해소를 위한 정맥주사전담 간호사제도 도입(D병원), 설명간호사제도 도입(S병원), 외래 첫 방문 환자를 위한 동행 서비스 (J대병원) 등 많은 프로그램을 시행하여 직원에게 서비스 마인드를 제공하고 실천할 수 있는 제도적 장치를 마련하고 있다.

한편 내부고객을 위해서는 국제화와 전문화를 위해 집담회를 영어로 진행하며, 해외학회나 연수 내용을 서로 공유하고 직원에 대한 국제화. 전문화의 역할을 강조하는 K암센터, 신입간호사 대상으로 “New Start Course를 K안과를 비롯하여 대부분의 병원에서는 서비스아카데미교육을 실시하고 있다. 이렇게 교육을 받은 직원들은 고객에게 최선의 서비스를 하기위해 노력하고, 이러한 직원들을 격려하기 위해 병원별로는 인센티브제도를 운영하며 포상제도를 실시하여 격려하고 있다. 일부 병원에서는 친절직원으로 선정된 직원들을 해마다 해외 유수병원 견학프로그램을 운영(S병원)하여 동기부여를 하고 있다.

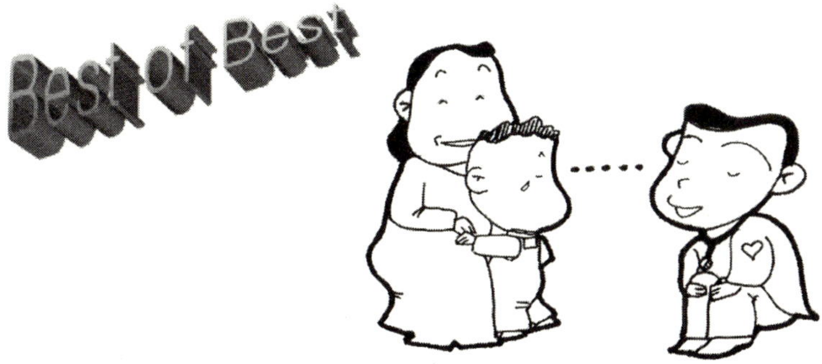

이와 같이 모든 병원에서 서비스향상을 위해 전 직원을 대상으로 서비스교육을 하고, 교육 후에는 서비스 실천 결의문으로 고객에 대한 마음의 다짐을 한다. 다양한 직종에 의해 서비스를 제공하는 병원은 어느 한 직원, 어느 한 부서만이 잘 한다고 좋은 병원이 되는 것은 아니다. 의사, 간호사, 약사, 방사선사, 임상병리사, 사무직원 등 모든 직원이 한마음으로 오케스트라서비스를 제공할 때 고객은 감동하게 되고, 고객이 바라는 좋은 직원, 좋은 병원이 될 수 있다.

❖ 좋은 직원의 다짐

· 고객이 미소 지을 수 있도록 밝은 표정으로 맞이하기.
· 고객을 존중하는 마음으로 고객의 의견을 차분히 경청하기.
· 고객이 궁금해 하는 내용은 친절하고 공손한 자세로 설명하기.
· 고객이 편안함을 느낄 수 있도록 부드러운 음성으로 안내하기.
· 고객에게 산뜻한 인상을 줄 수 있도록 용모와 복장을 단정히 하기.
· 고객이 만족할 수 있도록 항상 고객을 우선으로 배려하기.

참고문헌

고종관. 고종관 기자의 클릭 병원마케팅. 한국의료컨설팅 2000

김주현 외. 굿마인드 8가지 삶과 꿈. 1999

세브란스병원. 2003 서비스 매뉴얼

조현. 잘되는 병원에는 이유가 있다. 한언 2004

카르딜로 DW. 간호사, 프로를 꿈꿔라. 한언, 2005

Radwin. Patient-centered nursing care. Journal of Nursing Scholarship 2003 ; 35(4) : 365-370

www.bosa.co.kr

www.jdpower.com

www.medicaljob.co.kr

제4장 좋은 시스템, 좋은 병원

제 4 장
좋은 시스템, 좋은 병원

김 영 훈

좋은 시스템과 좋은 병원의 의미

좋은 시스템, 좋은 병원이란 무엇일까?

병원에 근무를 하여보았거나, 병원을 한두 번 이용해 본 경험이 있는 사람이라면 누구나 한두 마디 할 수 있을 것이다. 다만, 이 의문에 대한 답은 하나가 아닐 것으로, 생각과 경험의 차이에 따라 각기 다른 이야기를 할 가능성이 매우 높다. 때문에 이글에서의 "좋은 시스템, 좋은 병원"에 대한 소개도 다분히 주관성이 개입되어 있음을 부인할 수 없다. 다만, 병원을 이용한 환자의 소리에 기초를 두고, 병원행정분야에서 오랜 경험을 해 온 사람들이 비교적 공통적으로 느끼는 내용이라는데 의미가 있다.

먼저 좋은 시스템이란, "환자사랑 × 환자감동 × 환자행복"을 이루고자 하는 목적하에 고안된 것으로서, 병원 내에서 정형화된 방식에 의해 이루어지고 있는 제도가 있고, 그 정형화된 일을 주 업무로 담당하고 있는 직원이 배치되어 있음을 뜻한다. 즉, 시스템을 "제도와 사람의 합"으로 보는 것이다.

그리고 좋은 병원이란, 질적으로 우수한 접객태도와 함께, 위에서 언급한 제도와 사람이 일체 되어 환자의 요구에 따르는 프로세스를 만들어가는 병원이라 생각한다. 다시 말해, 환자가 지니고 있는 객관적인 요청사항인 요구와 주관적인 요청사항인 욕구를 시스템적으로 접근해가는 병원을 뜻한다.

이와 같은 의미에서 이하 좋은 시스템과 좋은 병원의 모습에 대하여 소개한다.

좋은 시스템, 좋은 병원의 모습

1. 환자의 눈으로 볼 수 있게 해주는 시스템을 갖추고 있는 병원이 좋은 병원이다.

의료는 의외로 눈에 잘 보이지 않는 "무형성(無形性)"의 특성을 가지고 있다. 반면 사람은 눈으로 확인하려는 속성이 있고, 눈으로 확인될 때 믿음의 기초를 쌓게 된다. 백문불여일견(百聞不如一見)이라는 말을 상기해 보면 쉽게 이해할 수 있을 것이다. 때문에 좋은 병원은 눈에 잘 보이지 않는 의료행위와 그 행위의 결과를 눈에 잘 보이도록 할 수 있는 시스템을 갖추고 있어야 한다. 과거에 형광등의 불빛에 의존하여 방사선(X-선) 필름을 비추어 설명하던 의사의 모습을 연상해 보자. 그 불빛에 비추어진 자신의 내부에 대한 설명을 들으며 우리는 의사를 신뢰하여 왔다. 그러나 현대는 과거의 수준 정도로 좋은 병원이라 평가받기 어렵다. 정보기술의 발달이 좋은 병원의 모습을 바꾸어 놓은 것이다. 이 시대의 좋은 병원은 의사의 움직임과 환자의 위치에 따라 언제 어디서고 눈으로 이미지를 확인할 수 있고 소리를 들을 수 있는 시스템을 갖춘 병원이다. 즉, 환자가 요구하는 대로 언제 어디서든 보여주고 들려줄 수 있는 병원이 되어야 한다. 흔히 영상저장전송시스템(PACS)라는 것이 그런 예의 하나가 될 수 있으며, 유비커터스(ubiquitous)환경을 구축한 병원이 이에 해당된다.

2. 공정성을 지켜주는 시스템을 갖춘 병원이 좋은 병원이다.

일반적으로 환자는 병원이나 의료에 대한 정보나 전문성이 없고, 병원을 이용하며 불만이 생기는 경우에도 병원이나 의사를 자극할 자신감을 갖지 못하는 경우가 많다. 그러다 보니, 스스로의 전문성 취약성과 함께 비신뢰성 이나 비공정성을 쉽게 느끼게 되고, 의료적으로 옳고 그름에 대한 판단보다 공정성을 기준으로 한 “좋다 나쁘다"는 판단을 하는 경우가 많다. 병원이 예약시간을 지키지 않는다거나, 진료순서를 준수하지 않는다거나, 진료비에 대한 자세한 설명이나 이해할 수 있는 정보를 제공하지 않는 병원의 결과는 한 마디로 나쁜 병원으로 기억하게 되는 것이다. 그 결과로 병원에 대한 신뢰의 끈을 쉽게 끊어지게 되며, 나쁜 병원이라는 경험적 이미지의 지배하에 또 다른 병원을 찾아가는 것이다. 때문에 좋은 병원이라면, 환자에게 편리함 이상으로 신뢰할 수 있고 공정한 서비스를 제공하는 시스템을 갖춘 병원이다.

3. 환자 안전을 보장해 주는 시스템을 갖춘 병원이 좋은 병원이다.

병원을 이용하는 환자는 병원이라는 이름 자체만으로도 청결・위생・안전이라는 단어를 떠올리게 된다. 그런 환자가 청결・위생・안전을 보장 받을 수 있는 시스템이 갖추어지지 않은 병원을 경험하게 되면, 그것은 곧 나쁜 병원의 표상이 되고 만다. 때문에 좋은 병원은 의료적인 측면에서 병원감염을 예방할 수 있어야하고 수혈 오류와 투약 오류 같은 것이 발생하지 않을 수 있도록 철저히 질 관리를 해주는 시스템을 갖추어야 한다. 그리고 비의료적 측면에서도 가정보다 위생적인 청결시스템과 화재나 위험물로부터 안전을 보장 받을 수 있어야 하며, 병원에서 생활하는 동안 도난이나 위해식품으로부터도 안전을 보장 받을 수 있도록 하여야 한다.

4. 환자의 개인정보를 철저히 보호해 주는 시스템을 갖춘 병원이 좋은 병원이다.

정보기술의 발달로 환자의 성명, 주민등록번호, 직장, 주소, 질병명, 진료행위 및 검사, 투약의 내용 등 모든 개인 진료정보가 컴퓨터에 저장 되어 있는 것이 현대의 병원이다. 법적으로는 10년간 보관의 의무를 부여하고 있지만, 진료의 목적상 10년 이상 환자의 자료를 데이터베이스화하여 가지고 있는 병원도 있다. 그러다보니 환자의 동의 없이도 환자의 개인정보가 주치의가 아닌 다른 사람에게 노출될 가능성이 있다. 때문에 좋은 병원이라면 환자의 개인정보를 철저히 보호해 주는 시스템을 갖추고 있어야 한다. 환자의 계속적인 치료나 다른 의료인에게 적당한 의료정보를 제공하는 경우 등과 같이 진료의 목적이외에 개인의 정보가 노출되지 않도록 해야 한다.

5. 노인을 공경하는 사회이념을 존중하는 시스템을 갖춘 병원이 좋은 병원이다.

우리사회는 어른을 공경하는 사회이다. 그런데 왠지 병원은 어른을 공경하는 사회이념이 크게 반영되지 못하고 있는 시설로 보인다. 나이에 관계없이 누가 더 많이 아프고 응급한지가 모든 우선순위의 척도이기 때문이다. 당연히 그래야 하는 조직적 특성을 지니고 있기도 하다. 다만, 진료의 우선순위가 아닌 의료이용의 측면에서는 다소

다른 견해가 있을 수 있다. 노인을 공경하는 사회이념을 반영하는 것이다. 예를 들어 노인환자 전용의 접수·수납창구를 개설하고 노인환자 전용의 엘리베이터와 노인용 주차공간을 별도로 갖추고 노인환자만의 휴게시설 등을 제공해 주는 것이 이에 해당한다. 또한 노인입원환자를 위하여 특별한 급식서비스를 제공하고 노인환자에게 맞는 특수 병상과 병실도우미를 배치한다거나, 독신으로 살아가는 노인환자를 특별히 예우하여 간호하는 등도 좋은 병원의 좋은 시스템이 될 수 있다. 무엇인가 노인을 존중하고 노인을 특별히 보장해 주는 그런 시스템을 갖추고 있는 병원이 사회적으로 좋은 병원의 모습이다.

6. 알기 쉽게 병원시설을 안내해 주는 시스템을 갖춘 병원이 좋은 병원이다.

환자가 병원을 이용하면서 어려움을 겪는 것 중의 하나는, 환자 자신의 판단에 의해서 가고자 하는 곳을 쉽게 찾아갈 수 있도록 보장받지 못한다는 것이다. 사회활동을 하며, 어떤 건물에서도 길 찾기에 대해 어려움을 경험해 보지 않은 환자로서는 당황스러운 일이 아닐 수 없다. 특히, 대형병원을 이용하는 경우에는 더욱 방향성에 대한 혼란을 겪게 됨이 일반적이다. 물론 병원내에 안내 사인물이 천장에도 붙어있고 벽면에도 붙어 있고 바닥에도 쓰여져 있다고는 하나, 환자가 스스로 찾고자 하는 "위치와 방향"을 쉽게 인지할 수 있도록 준비되지 못한 사인물 안내시스템이라면 그것은 무의미하다.

오히려 환자의 혼란을 증폭시키는 장식에 불과하고, 좋은 병원으로서의 기본 조건을 갖추지 못한 병원이다. 안내 사인물을 보면서도 병원 직원에게 물어보아야만 알 수 있다거나, 이해되지 않는 픽토그램이 즐비한 장식용 안내 시스템은 나쁜 시스템의 모습이다. 즉, 좋은 병원이란 복잡한 미로속에서도 환자가 원하는 곳을 쉽게 찾을 수 있도록 길 안내를 잘 해주는 사인물 시스템을 갖추고 있는 병원이다.

7. 주차장을 이용하기에 편리한 시스템을 갖춘 병원이 좋은 병원이다.

이미 우리나라는 가구당 1대 이상의 개인 차량을 가지고 있고, 이 자가용이 병원을 이용하는 주요 교통수단이 되고 있다. 그러다 보니 환자나 보호자로서는 병원을 이용하는데 또 다른 불편을 하나 더 겪어야 하는 입장에 노출되기도 한다. 주차장 이용의 불편이 그것이다. 때문에 좋은 병원은 환자나 보호자가 주차장을 이용하기에 편리한 시스템을 갖추고 있어야 한다.

입차의 용이성, 주차장 실내의 적절한 밝기, 바닥 미끄러움의 방지, 차량별 주차공간의 여유, 주차 경계의 방지턱 설치, 병원시설내로의 진입용이성, 주차장내의 방향성, 주차장소의 식별용이, 출차 대기시간의 단축 및 주차 정산의 편리성들을 갖춘 주차 시스템이 좋은 시스템의 기본 조건이다.

8. 환자의 소리에 예의 있는 반응능력을 갖춘 시스템의 병원이 좋은 병원이다.

병원의 생명력은 환자가 느끼는 가치에 의해 좌우된다. 그 가치는 잡는 것도 아니고 잡히는 것도 아니며, 그저 반응해야 하는 것이다. 한마디로 환자의 소리에 반응할 수 있는 시스템을 갖춘 병원이 좋은 병원이라는 뜻이다.

그러자면 우선은 환자의 소리를 듣고 환자의 마음을 읽을 수 있는 시스템이 갖추어져 있어야 한다. 고객의 소리함, 건의함, 인터넷 게시판의 운영, 환자 모니터링제, 핫 라인시스템 등이 그 예에 해당된다. 주기적인 설문조사로 환자의 생각을 읽는 것도 방법이 된다. 이런 시스템은 환자의 스트레스를 해결하는 수단으로 작용되기도 하며, 병원의 입장에서는 새로운 서비스의 방향을 찾을 수 있음은 물론, 병원에 대한 신뢰도도 높일 수 있는 대안이 되기도 한다.

현재 많은 병원들이 위와 같은 시스템을 갖추고 있다. 그런데 왜 환자는 그 시스템의 가치를 인정하지 못하고 있는가를 생각해 보아야 한다. 한마디로 소리를 듣되 반응이 없거나, 그 반응이 지극히 형식적이고 병원입장만을 전달하는 일방적인 반응이기 때문이다. 경영자의 관심과 의지가 부족하고, 반응시스템 운영의 전문성과 대처능력을 갖추지 못했기 때문에 나타나는 결과인 것이다. 따라서 좋은 병원이라면, 환자에 대한 반응시스템의 도입과 운영이 질적으로 우수해야 한다. 즉, 좋은 병원은 환자의 소리를 듣기도 잘하고, 그 소리에 예의 있게 반응을 할 수 있는 시스템을 갖추고 있어야 한다.

9. 환자를 위해 피라미드의 속성을 붕괴한 시스템을 갖춘 병원이 좋은 병원이다.

병원은 신속성을 우선으로 하는 조직이다. 아무리 질적으로 우수해도 "신속성"이 떨어지면 좋은 시스템의 조건에서 벗어나게 된다. 순간순간에 대한 신속한 반응이 아니면 반응의 의미가 상실되는 곳이 병원이다. 현장에서 반응을 보여야 할 직원이 윗사람의 눈치를 보며 윗사람이 결정을 해 줄때까지 머뭇거리게 된다면, 좋은 병원이 될 수 없다. 이런 경우 환자는 샌드위치와 같이 어딘가에 끼어 이러지도 저러지도 못하는 자신의 처지와 인내의 끝에서 "당장 병원장 나오라고 해!"라는 한마디로 그 상황을 종료시켜버리게 된다. 그 뒤의 반응은 아무런 가치도 의미도 없는 변명에 불과하게 될 가능성이 매우 높다. 때문에 좋은 병원이라면, 환자를 위해 피라미드형 의사소통 경로를 붕괴한 시스템을 갖추고, 환자와 만나는 현장에서 즉각적인 반응을 할 수 있는 스피드 시스템을 갖추고 있어야 한다.

예외의 경우도 있다. 반응의 타임을 사후에 하도록 시스템을 갖추는 경우이다. 입원수속을 마치고 병실에 올라온 환자에게 입원수속 과정에서 불편한 점은 없었는지(welcome call), 퇴원이 예정된 환자에게 병실에 머무는 동안 불편사항은 없었는지(happy call) 혹은 퇴원한 환자에게 건강상태의 유지정도를 확인하며 제안사항을 여쭌다든지(thank you call) 하는 것은 반응의 시점이 다소 뒤에 있는 것이 효과적일 수 있다. 즉, 좋은 시스템은 과정(in)서비스는 물론 사후

(after)서비스에서도 우수한 시스템을 말한다.

10. 지루함과 만성적 기다림을 달래주는 교육과 문화시스템을 갖춘 병원이 좋은 병원이다.

누구나 그렇듯이, 병원을 이용하는 환자는 통증을 동반하게 되고, 통증이 완화되어 갈 무렵, 지루함이나 일 없이 의사나 간호사를 기다리는 시간 속에 무료함을 느끼기 쉽다. 병원을 이용하는 주 목적이 건강회복이라는 것을 본인 스스로 잘 알고 있으면서도 느끼고 겪어야 하는 불편이다. 그러다 보니 건강의 회복과 함께 환자에게 편익을 제공하는 시스템을 갖춘 병원이 좋은 병원의 이미지를 구축하게 된다.

환자를 위한 교육시스템이 갖추어져 있고, 환자의 기본생활을 지원해 주는 시스템이 운영되고 있는 병원이 그 예가 된다. 진료시간 이외에 쉽게 건강상식이나 의료상식을 접할 수 있는 환자나 보호자용 교육프로그램이 개설되어 있고, 자기 질환에 대한 전문 예방교육을 받을 수 있다면, 환자는 병원으로부터 어떤 혜택을 받고 있다고 인식하게 되고 좋은 병원의 이미지를 갖게 될 것이다. 또한 병원생활을 하면서도 기본적인 사회활동을 경험할 수 있고 재미를 느낄 수 있도록 제반 편의시설 서비스를 제공해 주는 시스템도 좋은 병원의 이미지에 기여할 수 있다. 다만, 이 편의시설이 병원 수익사업의 일환으로 활동에 제한을 겪는 환자를 역이용하는 시스템이라면 이는 당연히 나쁜 병원이 된다.

이 밖에 문화이벤트를 제공하는 것도 편익을 제공하는 시스템이 된다. 음악회 개최, 환자를 위한 영화 상영, 그림 전시회 등이 그 예이다. 특히, 문화 이벤트가 환자와 함께 병원의 직원들이 참여하는 시스템이라면 더욱 좋은 병원의 모습이 된다. 의사로 구성된 오케스트라, 간호사로 구성된 합창단, 환자와 함께 그리는 그림 등과 같은 활동은 병원에 새로운 교류의 장을 열어주는 좋은 시스템이다.

맺 음

이상 좋은 시스템에 대하여 살펴보았다. 그러나 한두 가지의 시스템이 좋다고 해서 좋은 병원이 될 수는 없다. 10개중 1개가 나빠도 나쁜 평가를 받기 쉬운 조직이 바로 병원이다. 더욱이 개별적인 각각의 시스템은 우수한데 전체를 합하여 보면 나쁜 병원이 되어버리는 경우도 있음을 고려하여 시스템간의 조화를 이룰 수 있어야 한다. 그리고 좋은 시스템·좋은 병원은 부서나 직종·지위 등에 관계없이 모든 직원이 전사적으로 참여 할 때 이룰 수 있는 과제임을 유념하여야 한다.

제5장 좋은 시설, 좋은 병원

제 5 장
좋은 시설, 좋은 병원

김 창 호

좋은 시설이란?

현대사회에서 의료는 경제발전과 더불어 규모나 시설, 내용면에서 많은 발전을 가져왔다. 수명의 연장, 건강에 대한 인식 변화로 인해 의료시장은 활성화 되었으며 모든 면에서 경쟁적으로 발전하고 있다. 병원의 구성요소 중 하드웨어인 시설이나 설비 등은 점차 첨단화되고 시스템도 제공자 중심에서 소비자 중심으로 변화하고 있다.

'좋은'의 사전적 의미를 보면 흐뭇하다, 아름답다, 슬기롭고 뛰어나다, 깨끗하다, 유익하고 적당하다, 훌륭하다, 바르고 착하다 등 대부분 주관적인 느낌을 나타낸다. 좋은 병원에 대한 평가의 기준이 소비자 중심으로 변화된 현 추세에서 병원의 시설적인 면은 여러 가지 평가측면에서 가장 객관적인 요소다. 아무리 외형이나 자재가 현대적으로 잘 구비되어 있어도 환자 중심으로 이루어진 시설이 아니라면 형편없는 병원이 될 수 있다. 환자 중심의 동선, 구조, 접근성, 자연 친화적인 조화로움, 환자의 개별성을 고려한 장치 등 소비자들이 요구하는 여러 기준에 따라 설계되고 관리되는 병원을 구축하는 것이 좋은 병원의 좋은 시설의 조건이다.

병원은 환자의 질병을 진단하고 치료할 뿐 아니라 질병의 예방 및 건강증진을 위한 역할을 수행하는 곳이다. 병원시설은 병원을 이용하는 고객의 만족도에 영향을 미치는 주요 구성요소 중 하드웨어의 한 요소이다.

환자(소비자)입장에서 좋은 시설, 좋은 병원이란 다음과 같은 다섯 가지 측면을 통합하여 정의할 수 있다.

첫째, 환자가 쉽고 편안하게 이용하며 안락함을 느끼게 하는 시설과 둘째, 청결, 온도, 습도, 공기, 조명 등으로 인한 체감적 요소. 셋째, 긴장, 불안, 두려움 등을 감소시켜 편안함, 포근함, 평온함을 갖게 하는 심리적 요소. 넷째, 공간의 효율적 배치로 병원구조의 복잡함과 답답함으로부터 개방성을 확보하는 공간적 요소. 다섯째, 접근이 용이한 고객편의 중심의 동선체계를 구축하여 소비자 중심으로 설계가 된 병원이 좋은 병원의 핵심요소다.

1. 환자(소비자)입장에서 병원의 좋은 시설이란?

먼저 소비자가 누구인지 분류해 보면 환자, 보호자, 내부고객(행정, 간호 및 임상진료과), 관련업체 등으로 나눌 수 있으며 넓게는 네티즌도 포함할 수 있다. 환자나 보호자의 관점에서 병원의 좋은 시설은 볼 때 첫째, 검사를 빠른 시일 내에 해 주는 곳. 둘째, 예약된 시간에 검사를 해 주는 곳. 셋째, 정확한 결과(또는 병인)를 찾아 주는 곳. 넷째, 검사장비가 최신시설인 곳. 다섯째, 직원이 친절하고 설명을 잘 해주는 곳. 여섯째, 검사 전 기다리는 동안 배려(또는 관심을 보여주는)해 주는 곳이다.

내부고객인 임상진료과에서는 진료에 필요한 검사를 빨리 해 주고 결과도 신속, 정확하게 만들어 주며, 간호부(병동)에서는 환자 검사예약 및 검사호출, 이송 등의 업무에서 불협화음 없이 서로 협조를 잘 하여야 한다.

관련업체들은 진료지원부서의 담당자들이 호의적인 태도로 맞이하며 업무에서 무리한 요구를 하지 않고 협의를 통해 정기적 의뢰를 주는 곳일 것이며, 마지막으로 네티즌들은 진료지원부서의 어떤 검사 정보를 잘 설명해 놓은 곳이 좋은 병원으로 생각된다.

2. 좋은 시설의 중요성

병원에 있어서 좋은 시설은 여러 가지 중요성을 갖고 있다.

첫째, 병원 고객만족의 주요 구성요소로는 하드웨어, 소프트웨어, 휴먼웨어, 이미지 등이다. 병원시설은 의료장비 및 편의시설 등과 함께 하드웨어 요소에 속한다. 이는 병원을 구성하는 기본적인 토대로 고객이 직접 오감으로 체험하는 것이며 고객의 만족에 영향을 미치는 중요 요소라 할 수 있으며 병원시설은 환자중심의 시설이 되어야 한다는 점이 가장 중요하다.

입원 및 외래 환자를 대상으로 하는 외부고객 만족도 조사 결과, 병원선택 요인 중에는 의료의 질 뿐 아니라 시설이나 환경에 대한 요구도가 높아지고 있다.

둘째, 진료환경의 개념이다. 병원환경이 질병을 치료하는 장소라는 개념에서 온도, 습도, 조명, 색조, 소리, 시간, 공간, 감각, 프라이버시, 자연물의 접촉 등 감정 또는 심리적으로 반응하는 모든 구성이 보다 안락하고 쾌적하여 건강 지향적으로 유지되는 것에 고객의 요구수준이 점차 높아지고 있다. 좋은 치유환경을 위해서는 좋은 시설을 구축하는 것이 필요하다. 특히 노인과 장애인을 별도로 배려하여야 한다는 점도 필수적임을 잊어서는 안 된다.

셋째, 인간의 기본욕구를 반영하는 것이다. 인간은 근본적으로 깨끗함을 추구하며 쾌적한 진료환경에서는 치유의 효과가 더욱 높다고 한다. 병들었을 때는 안락함을 추구하게 되고 변화된 환경에 대한 편안함을 추구한다. 환자는 집에서 병원으로 공간적 변화에 따라 불안함과 불편함을 경험하게 된다. 따라서 좋은 시설을 통해 좀 더 개인의 공간과 자연친화적인 환경제공이 환자에게 편안함과 안락함을 준다.

3. 진료지원부서의 좋은 시설, 좋은 병원

① 충실한 설명 ② 빠른 검사진행 ③ 대상자에 맞는 응대(노인, 소아, 장애인 등) ④ 개인의 비밀 유지 ⑤ 사생활(privacy) 존중 ⑥ 정확하고 신속한 결과 ⑦ 대기 공간 마련 ⑧ 안전보장

소비자가 원하는 진료지원부서에 대한 요구는 위와 같다. 진료지원부서에서는 환자 및 보호자에게 시행하는 검사 및 과정에 대한 정확한 설명과 어떤 검사인지 왜 이러한 검사를 하는지 등에 대한 설명을 통해 고객의 알권리를 충족시켜 줘야 한다. 검사에 대한 결과가 빨리 나올 수 있도록 고객이 원하는 최대한 빠른 시간에 검사를 시행해야 하고 검사를 위한 대기시간을 최대한으로 단축시키는 노력이 필요하다.

진단 받기 전에 검사를 받는 경우는 긴장감과 불안이 가장 큰 시기다. 낯선 환경, 익숙하지 않은 기기, 병원이라는 곳에 대한 막연한 두려움 등이 불안감을 가중시킨다.

이때 환자에게 필요한 것은 검사실에서의 배려이다. 따뜻한 말 한마디는 물론이고, 검사 시행 전 검사에 대한 상세한 설명, 즉 검사 시작까지 대기시간, 검사 소요시간, 검사 방법, 검사 시 주의사항, 검사할 동안 보호자가 대기할 장소, 검사 후의 주의사항, 검사를 담당할 직원소개, 검사결과가 나오는데 걸리는 소요시간 등을

제공하면 이는 환자에게 커다란 안정을 준다. 검사 시작시간까지 대기해야 할 경우라면 환자를 편안하고 안락한 환경에서 기다릴 수 있도록 장소를 제공하는 것은 절실하다.

병원으로서는 매일 대하는 많은 환자 중의 한 명이지만, 환자입장에서는 나만을 위해 병원시스템이 가동되고 있다는 착각을 가질 만큼의 서비스를 원하기 때문이다. 더욱 필요한 것은 예약된 시간에 검사가 이루어져야 한다. 예정된 시간보다 늦거나, 입원환자의 경우 환자를 불러놓고 막연히 차례를 기다리게 하는 것 등은 좋은 병원이 아니다. 적어도 얼마 후 검사를 할 수 있다는 예상시간을 알려주고 편안히 기다릴 수 있는 공간을 보장해주어야 한다.

또한 검사를 진행하는 동안 환자의 프라이버시를 존중하고, 환자의 비밀을 보장하며 환자의 눈높이에 맞는 서비스가 제공되어야 한다.

긴 시간을 요하는 검사의 경우 보온에 신경 써야 하며 원활한 의사소통을 위해 글씨가 큰 설명서를 제공해야 한다. 위압적인 태도나 반말 등을 지양해야 할 것이며 가볍게 손을 만진다거나 접촉을 통하여 친밀감을 주는 것도 노인환자가 안정하는 데 도움이 된다. 여러 가지 검사가 예약된 경우에는 금식이 필요한 검사의 경우 한 번에 할 수 있도록 각 검사부서 간 조정하여 진행하는 것이 바람직하며 이는 검사예약 단계에서 이루어져야 한다.

검사의 정확도가 중요하다. 어떤 경우 검사가 정확하게 나오지 않았다면서 재촬영이나 재채혈을 해야 하는 경우도 있어 거동이 불편한 환자의 경우 큰 부담이 되며 모든 환자에게는 시간적인 낭비

일 뿐 아니라 검사에 대한 신뢰도에도 영향을 준다.

또한 영상의학과나 핵의학과, 방사선종양학과 등 방사선을 다루는 검사부서에서는 환자에게 방사선 피폭이 최소화될 수 있도록 적절한 관리를 해야만 할 것이다.

환자는 낯선 기기 속에서 홀로 남겨져 검사를 받는 경우가 대부분이어서 환경 적응을 위한 친절한 사전설명과 불안해하지 않도록 검사하는 동안 음성으로 환자에게 지속적인 안내를 해주는 등의 배려가 중요하다. 기계화된 안내방송 뿐 아니라 중간 중간 환자에게 상태를 물어보고 남은 시간을 알려주며 안심시키는 일도 필요하다. 진담검사의학과의 경우 외래 환자들에게 채혈을 하는 업무를 하게 되는데, 많은 환자들을 대하다 보면 사무적으로 채혈업무를 하는 경우가 많다. 되도록이면 여러 번 찌르지 않도록 환자의 혈관을 잘 찾아 가장 적절한 부위를 선택하고, 채혈 후에도 노인이나 소아의 경우 지혈을 위해 직접 눌러주는 등의 세심한 배려가 필요하다.

시설관련 고객의 소리

2006년에 조사된 3개 병원의 고객의 소리의 내용을 분석한 결과, 진료관련, 인적관련, 시스템관련, 시설관련 항목 중 시설관련 불편사항은 전체 항목의 27%로 조사되었다.

불편시설로는 편의시설, 대기실, 의료기기, 전산시설, 화장실, 치료실, 주차장, 환기시설, 검사실 등 다양하였으며, 그 중 편의시설 관련 내용이 가장 많은 비중을 차지하였다.

시설관련 불편 내용의 세부사항 중 가장 많은 부분을 차지한 항목은 청결에 관련된 사항으로 43.8%를 차지하였다. 세부적으로 샤워실, 진료실, 침대 틈새, 다인실의 냉장고, 병실바닥 및 창틀, 화장실, 수액걸이, 커튼 등의 지저분함을 지적하였으며 대부분 입원환자들이 병실생활을 하면서 느끼는 불편사항인 것으로 분석되었다.

소음관련 불편사항은 17.3%로 늦은 밤 발걸음 소리, 새벽 청소하는 소리, 휴대폰 소리, 내방객들의 큰 소리 등을 지적하였으며, 환기관련 불편사항은 12.2%로서 병실공기 혼탁, 화장실 악취, 주차장 공기 혼탁, 쓰레기통 악취 등이었다.

그 외에 온도 및 습도, 조명에 관련된 사항으로 병실이 춥거나 덥다, 병실이 건조하다, 로비나 식당 이동로가 좁다, 화장실 흡연, 병원이 전체적으로 어둡다 등 다양한 시설관련 불편사항이 접수되었다.

4. 좋은 시설의 상황별 확실한 대안

[고객접점관리(Moment Of Truth, MOT - 진실의 순간, 접점)별 대안 제시]

가. 병실

병실은 환자가 24시간을 생활하는 곳이다. 편안하고 안락한 개인 공간을 보장해 주는 것이 필요하다. 다인실이 많은 우리나라 병원 환경에서 개인 공간을 유지하기 위해서는 개인 수납장은 물론 옆 환자와 분리할 수 있는 커튼이나 스크린이 설치되어야 하며, 병실 내에 샤워실, 화장실, 세면대 등이 구비되어야 한다. 복도에는 환자들이 잡고 걸을 수 있도록 복도 벽 측으로 손잡이(bar)가 설치되어 있어야 하고, 모든 출입구에는 턱을 없애 휠체어나 수액걸이대가 자유롭게 이동할 수 있도록 배려한다. 또한 감염예방을 위해 의료진 및 보호자, 방문객들이 병실을 출입할 때마다 손을 씻을 수 있는 세면시설이나 손 소독제가 비치되어야 한다. 격리실인 경우 병실 앞에 격리실임을 알리는 표지판과 격리실용 가운과 모자, 신발을 구비하여 방문 시 반드시 착용 하게 한다.

쓴소리(병원의 청결문제)

침대 틈새, 창틀, 정수기 주변, 병실 냉장고, 중환자실 보호자 대기실, 병실 커튼 등이 지저분해요. 병실 모기와 바퀴벌레 있어요.

나. 병실 주변 시설

면회객이 방문한 경우 옆 환자에게 방해되지 않도록 병실 밖에서 만남이 이루어지는 휴게실이나 면담실이 구비되어 있어야 한다.

환자나 보호자에게 환자의 상태설명, 검사관련 설명, 수술 동의서 등을 받을 때에도 병실보다는 면담실을 활용하여 개인 프라이버시를 지켜주고 편안하고 신뢰할 수 있는 환경을 제공해 주는 것이 필요하다.

입원환자들이 이용할 수 있는 도서실이나 인터넷, 산책로 등도 필요하고 기독교, 천주교, 불교 등 종교 활동을 할 수 있는 공간이 환자에게 도움을 줄 수 있다.

또한 지방에서 오거나 장기 입원하고 있는 환자의 보호자를 위한 세탁실 및 미용실의 편의시설의 제공과 학령기의 환자는 입원치료기간 중 교육이 중단되지 않도록 병원학교의 개설도 필요하다.

쓴소리(병실)

병실 배관에서 소리가 많이 나요, 병실에 비데 설치해 주세요, TV가 잘 안 나와요.
병실 바닥 청소상태 불량, 수액걸이와 휠체어 바퀴에서 소리 많이 나요.
병실 공기 건조해요, 전자레인지가 부족해요.
세면기 청소 불량, 환기불량, 식사시간에 청소 안하기, 환자 잠잘 때 청소 안하기, 잠잘 때 채혈 안하기

다. 승강기(엘리베이터)

엘리베이터는 환자용과 일반인용이 구별되어 운영하는 것이 필요하며, 환자용 엘리베이터는 넓고 문의 개폐 속도가 느려서 이동식 수액걸이를 갖고 있거나 휠체어 환자가 이용할 때 안전하고 불편함이 없어야 한다. 또한 노인이나 어지러움을 호소하는 환자가 잠시 앉을 수 있는 벤치식의 고정된 의자 설치도 고려해 본다.

> **쓴소리**
>
> 환자전용 엘리베이터가 필요해요, 엘리베이터 안에 앉을 수 있으면 좋겠어요.

라. 검사실

① 외래 진료실과 검사실의 동선

외래 진료실과 수납창구, 각 검사실의 배치가 한 동선 안에 있지 않고 분산 배치되어 있는 구조적 문제를 해결하는 것이 필요하다. 이에 자동수납 기능이 있는 처방전 발행기를 각 진료과 앞에 설치하는 것도 한 방법이다.

환자가 외래 진료를 받고 기본적으로 실시하는 진단목적의 검사는 채혈, 방사선촬영, 심전도 등이며, 외래와 가장 가까이 위치해야 할 검사부서로는 채혈실, 방사선촬영실, 심전도실 등이다.

외래진료를 받고 수납을 한 후 각 검사실을 찾아 헤매는 환자와 보호자를 자주 접한다. 이러한 시설들을 이용할 경우에는 가능한 동선이 짧고 쉽게 방문할 수 있도록 외래통합검사센터 운영이나 적절한 도우미 배치(특히 최초의 방문자는 더욱 중요)와 사인보드를 설치하여 그 효과를 높이도록 한다.

쓴소리

예약시간이 필요 없어요 안 지키니까. 검사예상시간 설명이 없어요, 무작정 기다려요. 검사 종료시간 알려 주세요.

② 검사 예약

외래진료를 마친 후 검사예약을 하는 경우 각 검사실별로 방문하여 예약을 하게 된다. 여러 가지 검사를 하는 경우 검사 일정을 조정하기도 어렵고, 각 검사실을 찾아다니는 것도 쉽지 않다. 또 검사 종류에 따라 검사순서의 결정, 금식여부 등 다양한 특성이 있어 여러 종류의 검사 처방이 있을 경우 이를 조정해 주는 일이 필요하다. 모든 검사를 한 곳에서 예약할 수 있도록 외래진료실 가까운 장소에 수납과 예약이 동시에 이루어지는 통합검사 예약실을 운영하는 것이 외래방문객에게 많은 도움을 준다.

쓴소리

성의 없는 설명, 어려운 전문용어 설명, 성의 없는 글씨, 무시하는 태도

③ 검사실의 대기 장소

수납을 하고 검사를 하러 가게 되면 대부분 약간의 대기시간이 필요하다. 이 시간은 환자들이 검사 전에 마음의 준비를 하는 시간이 될 것이다. 따라서 대기공간은 편안한 의자와 검사에 대한 설명서, 자신의 차례를 알려주는 번호표 등이 제공되어야 한다. 전광판이 있어 자신의 검사 차례를 미리 알 수 있게 한다면 환자는 좀 더 안정된 마음으로 기다릴 수 있을 것이다. 그러한 시설이 없다면 앞으로 어느 정도 시간 후에 검사를 하게 될 것이라는 것을 미리 설명해 주어야 한다. 검사대기 장소는 검사실 직원이 항상 볼 수 있는 곳에 위치해 있어서 환자 및 보호자가 대기 중 궁금한 사항을 확인할 수 있어야 하고, 환자의 응급상황이 발생하였을 때 바로 발견되어 처치가 이루어질 수 있는 곳이라야 한다. 대기의자는 환자가 차갑게 느껴지지 않는 재료로 제작된 것을 선택하도록 해야 하며, 등받이가 있는 의자가 적당하다. 휠체어나 이송카트로 온 환자가 대기할 공간이 따로 있어서 복도에서 기다리는 일이 없도록 해야 하고, 대기실 가까운 곳에는 화장실이 배치되어 편리함을 도모해야 한다. 대기하는 동안 환자에게 여러 가지 정보를 제공할 수 있는 방송영상시스템을 설치하여 검사관련 정보제공, 치료 프로그램 방송, 의료진 소개 등을 할 수 있으며, 그림이나 조각품 등을 전시해 심신의 안정을 도모시킨다.

④ 탈의실

검사에 따라 옷을 갈아입고 하는 검사는 대기실과 가깝게 탈의실을 배치하고 한사람씩 이용 할 수 있도록 칸이 구별되어야 하며 보호자를 동반하지 않은 경우 귀중품 관리를 위하여 잠금장치가 있는 개인 옷장이 필요하다. 그리고 제공되는 가운은 한 번 사용 후 재사용하지 않으며 탈의실에는 화장실과 세면대가 있어서 필요한 경우 이용하도록 한다.

쓴소리

탈의실은 구석지고 허름 한곳이 아니다. 사물함 잠금장치도 없다. 옷걸이도 부족하다.

⑤ 검사실 내부

영상의학과 촬영실 내부는 많은 의료장비들로 채워져 있어 차고 두렵게 느끼는 환자도 있다. 검사자의 따뜻한 태도와 설명이 무엇보다도 중요하며 더불어 조명은 온화한 느낌을 주는 것으로 설치하고, 검사에 영향을 주지 않는다면 차가운 검사대에 누워야 하는 경우 보온에 신경을 써 가벼운 담요를 제공하면 도움이 된다(CT, MRI, PET/CT 등). 검사 하는 동안 고립감을 느끼지 않도록 배려하며 검사담당자는 방송장치를 통해 검사과정을 쉽게 설명하여 환자가 자신의 진행 상황을 알고 안심하도록 해주어야 한다.

진단검사의학 검사를 위한 검체채취는 검사에 따른 채혈 전 금식

상태나 특정 음식 섭취를 금하는 검사 등 환자의 준비상태, 채혈 시 채혈부위의 소독, 환자의 특정부위가 채혈 금지 부위인지의 확인이 필요하고 채혈 대상자인 환자가 처방 받은 환자인지를 이름, 생년월일, 등록번호 등을 확인하여 채혈 시 출력된 바코드와 환자를 정확히 확인한다. 검사를 마치면 수고하셨다는 인사도 잊지 않는다.

쓴소리

무섭다, 두렵다, 춥다, 시끄럽다(기계소리)

⑥ 보호자 대기 장소

환자가 검사하는 동안 보호자는 기다리게 된다. 짧은 검사인 경우는 대기실에서 기다릴 수 있지만, 경우에 따라 많은 시간이 소요되는 검사는 보호자 휴대폰을 적어 두었다가 검사가 끝나는 시간에 연락을 주어 보호자가 시간 활용을 할 수 있도록 한다. 이를 위해 보호자들이 이용할 수 있는 편의시설이 검사실 근처에 있는 것이 바람직하겠다.

병원 내에 인터넷을 이용할 수 있는 시설이나 휴게실, 커피숍, 간단한 스낵바, 무료 도서실 등이 있어서 보호자들이 지루하지 않게 기다릴 수 있도록 한다. 금식을 한 환자인 경우 검사가 끝나고 이용할 수 있는 시설이 많은 도움이 된다.

검사실 직원은 환자의 검사가 끝나기 전 미리 보호자에게 검사 후의 안내사항이나 필요한 설명을 함으로써 시간을 효율적으로 활용할 수 있고, 환자 및 보호자도 검사가 끝난 후 바로 귀가할 수 있어 시간을 절약할 수 있다.

⑦ 노인, 장애인, 어린이 등을 위한 시설

노인이나 장애인의 경우 검사실을 방문하는 일은 검사를 받는 것만큼 어려운 일이다. 따라서 모든 검사실은 찾기 쉽고, 이용하기 쉽게 운영되어야 한다. 모든 검사실이 한 층에 배치되어 있다면 편리하겠지만 그렇지 못한 경우 찾기 쉽도록 사인보드를 설치하고, 안내하는 직원들이 노인이나 장애우를 직접 검사실까지 안내해주는 서비스를 제공하며 안전을 고려해 시설의 턱을 없애고, 노인을 위해서는 미끄럼방지 장치도 필요하며 승강기(에스컬레이터)에도 안전장치가 필요하다. 특히 노인과 장애인, 어린이 등의 화장실 이용에 불편함이 없도록 배려하여야 한다.

가장 약하고 힘든 대상자를 시설의 기준으로 정한다면 그것이 모든 환자를 위한 시설이 된다.

⑧ 방문객과 눈높이를 맞춘 응대시설

검사실의 모든 접수대는 방문객과 눈높이를 맞추어 응대할 수 있는 높이로 만든다.

접수대가 높아서 환자를 내려다보는 것, 환자는 서있는데 앉아서 환자를 올려 다 보는 것 등은 방문객에게 불편한 마음을 주게 되니 잠시라도 방문객 특히 환자가 앉을 수 있는 의자를 제공하여 같은 눈높이에서 방문객을 응대하도록 한다.

부서별 좋은 시설

1. 영상의학과

가. 영상의학과의 진료

영상의학과(구 진단방사선과)는 방사선을 이용한 일반 단순촬영, 조영제(방사선 투과도의 차이가 작은 장기들을 쉽게 구별할 수 있도록 하기 위한 약품)를 사용한 촬영 및 전산화 단층촬영, 디지털감산 혈관촬영 등의 방사선영상과 전리방사선이 아닌 초음파 검사 및 자기공명영상기술 등을 이용한 고해상도의 정확한 검사를 통하여 환자의 질병을 찾아내고 정확한 진단을 내려 치료 및 수술에 도움을 주고 그 추적검사를 통해 그 질병의 상태를 정확히 판단하도록 지원하는 진료과이다.

근래에는 의과학의 발전에 의해 최첨단의 과학화된 영상진단 기술에 컴퓨터 기술이 융합되어 고해상도의 디지털 영상을 획득하여 3차원 영상구성도 가능하고, 기능적 자기공명영상 등의 영상진단 기술이 획기적으로 발전하였으며 영상의학과는 과거의 수동적인 역할을 탈피하여 활발한 진료와 연구 활동이 이루어지고 있는 매우 역동적인 의료분야이다.

근래 영상의학과의 주된 역할은 다음 세 가지로 요약할 수 있다.

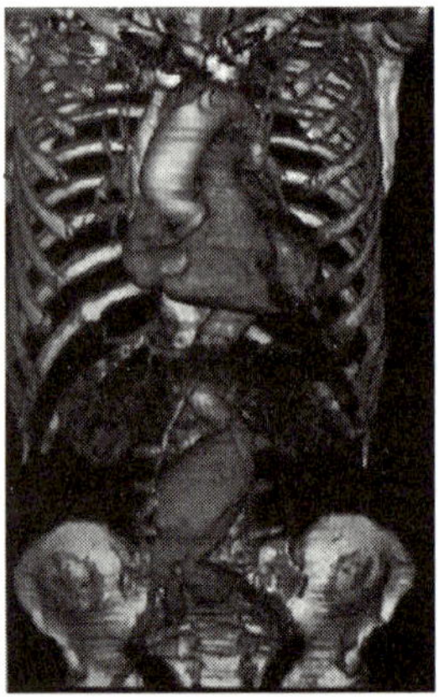

〈그림 5-1〉 가슴부위에서 골반부위까지의 3차원 영상

첫째, 영상진단 목적 즉, 인체 내부정보를 획득하기 위한 의료사진의 촬영 및 판독, 이에 의한 진단 및 진료 자문 역할을 한다.

둘째, 모든 영상 진단장치를 이용하여 중재적 시술에 의한 치료를 시행한다. 최근에는 일선진료를 영상의학과에서 직접 담당하는 치료적 역할의 비중이 점차 높아가고 있으며 조직의 생검, 농양 배액술, 요로 및 간담도계 질환의 비수술적 치료, 혈관출혈의 지혈, 혈관기형 치료, 뇌혈관 질환의 비수술적 치료, 종양색전술[예, 간암의 경동맥색전술에 의한 치료], 혈관확장술 등의 비수술적인 중재적 시술 등이 시행되고 있다.

셋째, 영상 처리 및 전송 등 영상정보 지원의 역할을 담당하고 있다.

나. 방사선진료의 이익과 손해

방사선진료는 항상 이익과 위해의 양면성이 존재함을 염두에 두

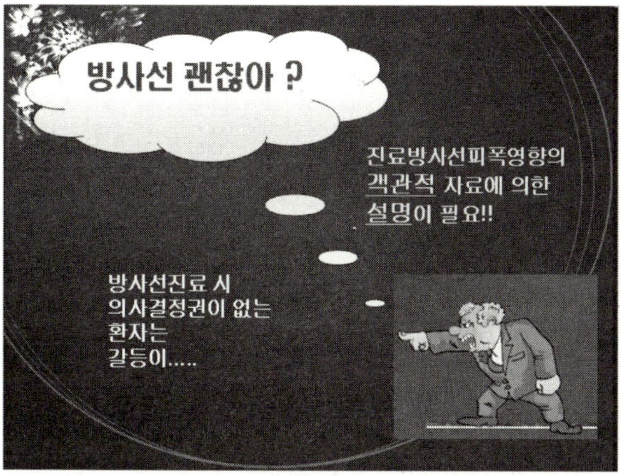
방사선 괜찮아 ?
진료방사선피폭영향의
객관적 자료에 의한
설명이 필요!!
방사선진료 시
의사결정권이 없는
환자는
갈등이.....

〈그림 5-2〉 의료방사선이용의 정당성

어야 한다. 환자는 방사선에 대한 위해 가능성을 우려하는 경우도 많다는 사실을 고려하여 객관적 근거자료에 의한 충분한 설명이 필요하게 된다. 대한영상의학회에서는 방사선진료에서 이익과 손해를 다음과 같이 설명하고 있다.

"몸이 불편하거나 건강진단을 위해 병원에 가면 흔히 X-선 사진을 촬영하게 된다. 그러나 방사선이 인체에 해롭다는 막연한 지식 때문에 방사선검사에 대하여 지나치게 걱정을 하는 경우가 많다. 그러나 병원에서 받게 되는 의료용 방사선은 사람이 항상 받고 있는 환경방사선 등과 함께 방사선의 극히 일부일 뿐이다. 방사선은 어떤 것이며 어떤 해로운 점이 있고 얼마나 받으면 위험한지 등을 알게 되면 의료용 방사선을 두려워하지 않아도 된다." 이와 같은 전제하에 몇 가지 사례를 들어 설명을 더욱 구체화 하였다.

① 사람이 피폭 받게 되는 방사선의 종류 (대한영상의학회 자료)

흉부 X-선 1매를 촬영할 때 전신에 받게 되는 방사선의 양은 대개 0.1mSv(10mrem)이며, 인류가 1년간 받는 의료용 방사선의 평균치는 이의 3배인 0.3mSv 정도이다. 우라늄이 붕괴되면서 중간산물로 생기는 기체상태의 라돈가스는 인류가 받는 전체 방사선의 50% 정도인 약 1.3mSv로 가장 큰 부분을 차지하며, 태양에서 주로 발생되는 우주선이 의료용 방사선의 1.3배, 토양 등 자연에서의 감마선이 의료용의 약 1.5배로 알려져 사람은 평균적으로 전체 방사선량의 약 85%이상을 자연방사선에서 받게 된다. 우주선은 공기층에 의해 약화되기 때문에 높은 곳에 위치한 덴버시(미국 ; 해발 1600m)나 멕시코시(해발 2250m)에서 2개월 살면 흉부 X-선 1매에 해당하는 방사선을 받게 되며, 해발 10Km를 운항하는 항공기의 탑승자는 대개 24시간 동안에 이와 유사한 량의 방사선을 받는다. 흙이나 암석에도 방사성 물질이 많이 포함되어 있어서 지하철이나 지하층에서의 생활이 증가하면서 방사선을 더 받게 되고 핵 개발이나 지하자원의 개발을 통해 방사성 물질이 증가되는 등 문명의 발전에 따라 자연방사선의 량도 약간씩 증가한다. 그러나 자연방사선에 의한 피폭은 모든 인류가 비슷하며 피폭량을 줄일 수 있는 부분이 매우 적다.

② 방사선검사에 의한 의료용 방사선에 대한 평가
(대한영상의학회 자료)

일반적인 방사선검사는 피폭 선량이 매우 적어서 신체적이나 유전적 이상을 초래할 가능성이 거의 없다. 암을 발생시킬 위험이 있지만 흉부 X선 1매 촬영이 담배 1.5개비의 흡연으로 암이 발생될 수 있는 위험과 같은 정도로 다른 위험 요소에 비하여 방사선검사의 위험도는 낮다. 방사선검사는 진단 의학적 이득이 너무 크기 때문에 증명되지 않는 암 발생의 손해를 우려하여 검사를 주저할 필요는 없다. 그러나 모든 사람이 항상 자연방사선에 노출되어 있기 때문에 불필요한 방사선을 가급적 받지 않도록 방사선발생장치의 안전 관리와 오·남용이 없도록 노력하여야 한다.

③ 임신과 방사선검사(대한영상의학회 자료)

암 발생을 제외한 변화는 대개 발단 선량(한계선량)이 있다. 임신기간에 따라 방사선영향은 태생기의 구분과 시기에 영향을 미치는 종류는 다르며, 발단선량 이상을 받는 경우 수태 후 9일 이내에는 태아가 사망하고, 각종 장기가 형성되는 8주까지는 장기의 기형이 일어날 수 있고, 그 이후에는 지능이 저하된다. 대개 25주 이상에서는 방사선이 태아의 성장에 크게 영향을 미치지 않는다. 발단 선량은 시기에 따라 다르지만 대개 흉부 X-선을 한번에 500장 촬영하는 정도(0.05Gy)로 추정하고 있어 일반적인 진단용 방사선 검사를 이유로 임신 중절하는 것은 옳지 않다.

의료방사선의 이익과 위해에 관한 설명은 반드시 통일되고 표준화된 답변이 필요하다. 환자의 방사선위험성과 관련된 질문이 있을 경우에 애매하거나 주관적이거나 진료관계자 마다 다른 답변으로 환자 또는 보호자를 혼란스럽게 하지 않도록 하기위해 계량화되고 표준화된 답변 자료를 공유하여야 한다.

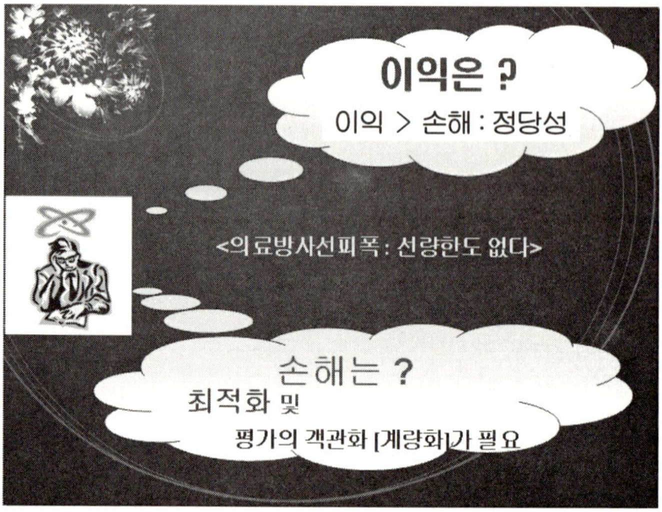

〈그림 5-3〉 의료방사선 이용의 손익

이 경우 필요하면 의료방사선피폭 상담자를 별도로 교육하고 방사선진료의 위험과 안전을 상담하는 방사선진료 상담실을 운영하는 방안도 적극적으로 검토해 볼만하다.

SV(시버트) : 장기, 조직에 대한 등가선량, 유효선량의 단위
Gy(그레이) : 흡수선량의 단위

쓴소리

질문 : 방사선검사를 받아도 인체에 해가없는가?
방사선종사자 : 쓸데없는 걱정 마세요!
괜찮으니 검사하지요(좋지 않은 답변 사례)
어떻게 문제가 없는지 반드시 객관적 근거에 의한 답변이 필요합니다.

다. 방사선진료에 있어서의 환자배려

① 전 처치와 조영제 사용 시의 부작용 가능성, 기타 주의 사항을 쉽고 충분하게 설명하여야 한다. 따라서 영상의학과 접수담당도 전문지식이 있는 종사자가 담당하는 것이 바람직하다. 특히 방사선 검사 시 환자가 생각하는 각종 우려에 대해 즉, 임신시기와 방사선 검사, 암의 발생 가능성, 유전적 불리한 영향, 수명의 단축 등과 관련된 의문에 간단하고 명료하게 답할 수 있는 지식을 가지고 있는 것이 바람직하다.

이와 같은 정보들을 환자나 보호자들이 쉽게 볼 수 있는 장소에 간단명료하게 정리하여 게시하는 방법도 도움 된다.

② 첨단 의료장비가 가장 많은 진료부서 중 하나이며 대부분의 장비가 크고 환자가 부담을 느끼는 구조인 경우가 많다. 종사자의 업무 효율성도 중요하지만 환자가 편안함을 느낄 수 있는 진료시설이 될 수 있는 방안을 찾아야 한다.

검사종료 후에는 가장 먼저 환자에게 종료사실을 알리고 향후 절차에 대한 적절한 안내가 필요하다. 환자를 의료기기 속에 방치한 후 다른 업무에 우선순위를 두어서는 안 된다.

쓴소리

혈액이나 조영제 등 약품이 완벽하게 제거되지 않은 X-선 검사대 또는 환자용 가운은 환자를 매우 불쾌 하게 합니다.

③ 예약검사는 약속시간이 반드시 준수 되어야 하며 지연이 불가피 할 경우에는 사전에 양해를 구하여야 한다. 또한 최신의 첨단의료장비에 의한 의료서비스의 제공도 중요하지만 방사선 검사장비가 매우 고가인 경우가 많아서 필요한 의료기기가 부족하기 때문에 응급환자가 아닌 경우 검사 예약이 상당기간 미루어져 있는 사례도 있다. 검사예약이 이처럼 밀려 있으면 아무리 다른 진료에서의 질적 만족도가 높다하더라도 환자에 대한 진료서비스는 높은 평가를 받지 못할 뿐만 아니라 병원에 대한 만족도가 떨어진다. 외래나 입원환자의 예약검사 시 예약기간을 최대로 단축시키는 방안이 강구되어야 한다.

④ 검사 전후 준비 및 마무리에 대한 배려가 필요하다. 검사 시 착용하는 환자복의 청결유지 및 교환은 대단히 중요하며 환자가 희망할 경우 별도의 1회용 환자복을 준비(병원의 매점에 비치하여 희망하는 개인이 구입하도록 하는 방안도 있다)하여 환자가 선택하여

사용할 수 있게 설명하여 준다면 환자의 만족도를 높이는 방안의 하나가 될 것이다.

검사 후에는 조영제 등 영상의학 진료 시 사용된 각종 약물을 제거 또는 처리하고 특히 외래환자의 경우에는 복장을 갖추기 위한 공간과 충분한 시간을 배려하여야 한다.

쓴소리

검사 후 일반복장으로 갈아입고 검사전과 같은 상황으로 가기 위한 시간과 공간이 충분하여야 하며 다음환자를 핑계로 무리하게 독촉하는 일이 없었으면 좋겠습니다.

⑤ 방사선검사 시에는 방사선 방호문제 때문에 방사선 촬영실에 환자 외에는 다른 사람이 머물지 않는 것이 원칙이다. 그러나 환자의 조건이나 상태에 따라 방사선 촬영 시 불가피하게 보조자가 필요한 경우가 있을 수 있으며 이 경우 가족이나 기타 보호자가 보조자의 역할을 하는 것이 원칙이다. 그 이유는 병원 종사자의 경우 이러한 행위를 반복 할 경우 법적으로 정해진 방사선 피폭선량의 제한값을 초과할 우려가 높아지기 때문이다. 이러한 경우 보호자에게 보조자의 필요성과 그 역할을 충분히 설명하고 협조를 얻어야 한다. 보조자의 방사선 피폭문제에 관해 방사선방호관련 국제기구인 국제방사선방호위원회(ICRP)는 보호자의 방사선 피폭이 다소 발생 하더라도 이때의 방사선 피폭은 보호자와 환자는 그 이익을 같이 한다고 보기 때문에 의료피폭으로 간주한다고 하여 그 방사선피폭을 허용하

고 있다.

이런 경우 보조자에게 방사선 차폐 보호기구를 착용시켜 방사선 위해 가능성 차단에 최선의 노력을 다하여야 한다.

고객의 소리

방사선검사 시 중(重)환자나 어린이의 경우 검사자세의 유지 등을 목적으로 보호자에게 환자의 자세를 고정 시키는 부탁을 하는 경우 충분한 설명과 양해가 필요합니다.
벨트, 망(net) 등 보조기구들을 이용할 수 있음에도 방사선피폭가능성이 있는 방사선촬영의 보조업무를 보호자에게 불필요하게 요구하지 않아야 합니다.

⑥ 방사선 검사 시 우선 본인 여부를 확인한 다음, 담당자를 소개하고, 금식 등 필요한 전 처치의 실행 여부, 영상검사 동의 여부 확인, 검사 시 착용하는 검사복 안내, 검사의 종류, 예상 검사시간, 검사과정을 설명하고, 검사결과를 확인할 수 있는 방법을 설명하여 주어야 한다. 어린이환자는 생식기 방어용 기구를 반드시 사용하는 등 세심한 부분까지 배려하여야 하며 이런 절차들을 쉽고, 친절하고, 자세하게 설명하여, 환자가 가정에서 가족에게 돌봄을 받는 것 같은 편안함을 느낄 수 있도록 하여야 한다. 환자 및 보호자는 방사선을 이용하는 진료에 대한 막연하지만 다소의 불안감을 가지고 있으며 해당 의료기기가 대개는 크고 시설도 일반 진료실보다는 다르게 느껴져서 위압감을 느낄 수도 있는 환경에서 방사선종사자들이 무표

정한 얼굴, 마네킹 같은 표정으로 환자에 대한 존칭도 없이 불손한 태도를 보인다면 환자는 불안감과 함께 불만족이 매우 커질 수밖에 없다.

고가의 첨단 진료장비를 갖추는 일도 중요하지만 환자에게 방사선 종사자들의 친절한 응대와 최상의 편의를 줄 수 있는 시설, 장비들이 부족함 없이 갖춰진다면 환자의 만족도를 더욱 높일 수 있을 것이다. 또한 환자 및 보호자가 만족을 넘어선 감동 진료가 이루어질 수 있도록 모든 환자에게 최선, 최상의 진료서비스를 제공할 수 있는 방안이 지속적으로 모색 되어야 한다.

⑦ 영상의학적 진료가 종료된 후에는 반드시 진료관련 질문사항이나 불편사항을 확인하고 이후의 환자에게 필요한 안내가 있어야 한다.

쓴소리

다른 병원에서 이미 시행된 수가가 높은 영상의학 검사에 대해 환자가 이해하기 어려운 이유로 재검사를 요구하는 사례가 있었습니다.

2. 핵의학과

가. 핵의학과의 진료

원자력의 의학적 이용으로 출발한 핵의학은 현재 최첨단 의료기기를 이용하여 각종 질병을 진단하고 치료하는 현대 의학에서 빼놓을 수 없는 분야이다.

핵의학과는 방사선의 한 종류인 γ-ray(감마선)를 이용하여 질병을 진단하고 β-ray(베타선)을 이용하여 암치료를 하는 진료과이다. 핵의학 검사에는 ① 환자의 체내에 방사성 의약품(γ-ray는 방사성동위원소에서 방출되며 이 물질에 병소를 찾아가는 추적자 화합물을 표지한 의약품)을 주사하고 영상장비인 감마카메라, PET(양전자단층촬영)장비를 이용하여 악성종양이나 신체기능의 정상여부를 찾는 핵의학 영상 검사(In Vivo, 체내검사)와 ② 환자로부터 채취한 혈액 및 소변 등의 시료에 방사성동위원소를 함유하고 있는 약제를 첨가해서 항체 등의 미량물질의 양을 감마카운터를 이용하여 측정하는 핵의학 검체 검사(In Vitro, 체외검사)가 있다. 핵의학 치료에서는 방사성동위원소에서 나오는 베타선을 이용하여 갑상선암의 수술 후 잔존 종양조직 치료, 전립선암의 골전이 치료, 악성 임파선종양의 치료 등을 할 수 있으며 이 외에도 다양한 분야의 암치료를 위한 연구가 활발히 진행되고 있다.

최근 암의 조기 진단에 관심이 높아지면서 PET(양전자단층촬영)의 보험급여 인정으로 인한 급속한 PET 장치의 보급과 사이클로트론 센터(PET검사를 위한 방사성동위원소의 생산과 표지화합물을 만드는 시설)의 설치가 점차 늘고 있는 상황이며 그 이용도 폭발적으로 증가하고 있다. 특히 오늘날의 의료에 있어서 분자생물학적 연구의 결과는 머지않은 장래에 의학분야에 일대 혁명을 일으키게 될 것으로 추측되고 있는데, 핵의학 영역에서는 분자영상의학이 활발하게 도입되고 있으므로 인간 유전자의 발현과 작용과정을 핵의학 영상으로 평가할 수 있게 될 것이다.

임상 진료의의 진료일정에 최대한 협력한다. 핵의학과 검사 대부분은 예약을 통해 이루어지기 때문에 갑자기 의뢰되는 검사들은 당일의 검사일정에 맞추기 곤란한 경우가 있다. 이런 경우 우선적으로 고려할 점은 환자에게 투여될 방사성 의약품 준비가 가능한가를 확인하고 임상 진료의의 일정에 최대한 협력해주어야 한다. 정시 예약은 시간 지연 없이 검사시간이 지켜져야 하며, 빠르고 정확한 검사결과를 도출함으로써 환자의 입원기간의 감소나 병상회전율을 높이고 장비의 이용도 역시 높인다.

간호부서(또는 병동)의 원활한 협조가 필요하다. 핵의학과의 주요 고객은 병동에 입원한 환자들이며 대부분의 검사들은 사전에 예약을 한다. 모든 검사의 환자는 검사 전 전처치와 주의사항을 지켜야 한다. 이는 정확한 결과를 위한 필수요소이며, 많은 검사의 실패요인 중 하나이다. 어떤 이유로 실수 또는 오인으로 의해 전처치가 지켜지지 않아서 검사가 연기되는 경우가 있다. 이는 검사에 준비된 방사성의약품을 못쓰게 하여 비용을 발생시키며 환자의 재원기간을 늘릴 뿐 아니라 검사할 수 있는 타환자의 시간을 빼앗는 일이다.

핵의학과에서는 전처치 및 검사 관련 사항이 기록된 홍보자료를 만들어 간호부서에서 보기 좋은 곳에 두고 사용하기 편하게 만들어 배포하는 것이 좋다.

나. 환자와 보호자입장에서의 좋은 핵의학과

① 핵의학, 방사성동위원소, 감마카메라, PET 등의 단어들은 일반인에게는 생소하고, 핵물질이란 단어에 두려움을 가진다.

핵의학과에서 많이 시행하는 '전신뼈스캔'의 경우 소변이 몸이나 옷에 ane어선 안되며, '방사성옥소 전신스캔'은 가족에게 피해를 줄 수도 있으니 오랜 시간 같이 있으면 안 된다고 말한다. 물론 방사선의 오염과 피폭에 대한 예방과 정확한 검사를 위해서 그러한 것이라고 친절히 일러 준다. 핵의학에서도 방사선의 이득과 손해를 비교해 볼 때 의학적 이득이 월등히 크며 핵의학 진료 시 '핵'의 의미를 충분히 설명하고 투여한 후의 배설물, 분비물, 기타 생활 쓰레기의 처리방법을 충분히 알려주어야 한다. 그리고 안전한 사용을 알리는 책자나 표준화된 안내 설명이 필요하다.

② 영상의학과와 구별하기 어렵다.

방사선 관련 검사실들은 주로 지하층에 위치하게 된다. 방사선의 차폐를 위한 것으로 이해할 수 있으나, 근래에는 지상 층에 설치하는 병원도 많이 있다. 일반인들에 익숙한 방사선과(구 영상의학과)와 사진촬영이란 말에 오해하는 분들이 계시며, 영상검사장비의 경우 비슷한 외관으로 인해 이를 보자마자 본인들은 검사를 했는데 왜 다시 하느냐 고 질문을 하시는 분도 있다. 환자나 보호자의 입장에서 접수 예약시 정확히 어떤 검사인지를 확인시켜주어야 하며, 촬영을 담당하는 방사선사는 간단한 검사 설명을 하는 것이 좋다.

③ 대부분의 검사는 예약을 우선하므로 다시 방문하는 일에 불편해 한다.

핵의학 검사의 경우 방사성동위원소의 특징인 반감기가 있으며 국내에서 생산되지 못하는 방사성동위원소들은 항시 가지고 있지 않다. 때문에 외래 진료를 마치고 검사 예약을 하는 환자들은 당일에 검사까지 마치고 가야지 하는 마음인데 실제로 와서 보니 주사 맞고 몇 시간 후에 촬영합니다 하면 당황해 한다. 최근의 많은 서비스들이 원데이 원스톱을 지향하고 있는데 이러한 예약은 환자들을 검사 전에 많이 지치게 한다. 이러한 일의 예방을 위해서는 임상 진료부서의 접수창구에서 검사의 예약 필요성을 먼저 주지시켜 주는 것이 필요하며 간호부서와 협력하여 교육자료 등을 통해 사전에 협조체계를 만들어 놓는 것이 좋다. 근래에 통합예약창구를 만들어 몇몇 검사의 경우 핵의학과까지 오지 않고 외래 원무과에서 예약하기도 한다. 매일 아침에 방사성의약품을 조달받아 사용하는 경우 갑작스런 교통상황이나 천재지변으로 검사시간이 늦어지는 경우가 있으므로 핵의학과에서도 예약 시에 방사성의약품의 특수성을 알리고 환자의 양해를 구해야 할 것이다.

④ 어린이 검사의 어려움을 이해한다.

핵의학 영상검사를 위해서는 대부분 방사성의약품의 주사를 맞게 되는데, 방사선 피폭의 저감을 위해 주사용 차폐장치를 쓰게 되며 이는 보는 이로 하여금 두려움을 가지게 하고 주사를 맞는 사람 자신은 방사선에 노출됨으로써 몸이 잘못되는 것이 아닌가 생각을 가지게 한다. 특별히 어린이들의 경우 가뜩이나 두렵기만 한 병원시설에서 어린이들의 눈에 웅장한 장치나 특이한 주사기구들에 기가 질려 소리치는 일도 흔하여 같이 온 부모나 보호자들은 아이들의 아픈 모습에 더욱 마음이 상하게 된다. 또한 어린이들은 가는 혈관으로 인해 혈관주사가 어려운데 잘못 주사라도 된다면 정말 곤란한 상황에 봉착한다. 그리고 깨어있어서는 불가능한 검사가 많아 잠자는 약을 복용하는데 이 때도 세심한 주의가 필요하다. 먹는 중에 토하는 경우가 많으며 이미 잠을 자고 온 아이는 다시 재우는데 많은 시간이 소요되어 온 종일 걸리기도 해서 부모들이 힘들어한다.(이러한 부모와 아이를 위한 최소한의 공간이 필요하다.) 아이들의 시선과 수준에 맞는 보조물 등을 이용하여 검사의 편의를 도모하기도 한다. 핵의학 검사는 시간이 많이 필요한 검사여서 움직임이 많은 어린이들을 재우고 하려는 경향이 많은데 정확한 검사를 위해 어쩔 수 없기도 하다.

⑤ 최첨단 의료기기(감마카메라, PET장비)들의 위용에 검사의 걱정을 한다.

대부분의 핵의학 영상검사는 첨단 의료기기로 컴퓨터 과학의 발달로 그 형태가 고가의 의료장비임을 한 눈에 알아보게 한다. 최근의 환자들은 많은 의료정보를 쉽게 접하는데 주로 인터넷이나 매스컴을 통해서이다. 큰 의료기기들을 보면서 자신이 큰 병에 걸린 것이 아닌가, 검사비용은 비싼 것이 아닌가 걱정하게 되며 위축된 모습을 보이게 된다.

핵의학과의 대부분의 검사는 보험 급여가 되고 있으며 2006년 6월부터 PET 역시 보험 급여 항목으로 됨으로써 암환자들에게 많은 재정적인 도움을 주고 있다. 이를 적극 알리는 일이 필요하며 검사의 비용을 부각시키기 보다는 진단의 정확성을 알려서 마음의 안정을 주는 것이 필요하겠다.

3. 방사선종양학과

가. 종양의 방사선치료

모든 암환자는 완치(curative) 목적이든 대증적(palliative) 치료이든 가장 치료 가능성이 높은 진료를 받을 권리가 있으며 방사선 치료의 목적은 각각의 환자에게 가장 안전하며 효과적인 치료를 제공하는 것이다. 이런 목적을 달성하기 위해 방사선종양학과에는 양질의 진료 계획이 수립되어야 하고 시행되는 모든 진료과정에 대한 적정진료 정책이 수립되어야 하며 여기에는 적정진료안, 가용 자원, 취해야 할 행동에 관한 지침과 각 장비의 물리적인 범주, 선량측정 기준, 방사선 안전 관리 절차와 치료기와 방사선 선량측정 장비의 예방적인 유지, 관리에 관한 사항이 반드시 포함되어야 한다. 또한 조직의 책임자는 양질의 환자 진료를 위한 조직의 구조, 책임, 절차, 과정과 자원 등을 적절히 조직해야 한다. 이를 위해 필수불가결한 것이 합리적으로 제정된 스스로의 기준이 설정되어야 하며 제공되는 진료는 제정된 기준에 부합되는 범위 내에서 제공되어야 하고 만일 이 기준에 미치지 못할 경우 지속적인 개정을 위한 행동과 오류의 재발을 방지하기 위한 행동들을 취해야 한다. 그러므로 고도의 윤리적인 기준이 적정진료에 요구된다. 또한 적정진료가 효과적으로 운영되고 안전하며 종사자간의 효과적인 의사전달과 같은 질 관리를 위한 정책과 절차가 체계화적으로 수립하고 이리를 지속적으로 감시하며 평가할 때 환자는 의료기관에서 제공하는 진료에 대해 믿음을 갖게 될 것이다.

나. 방사선종양학과에서의 좋은 병원이 되기 위한 활동

① 방사선 치료계획의 정확한 이해 및 적용

최근 방사선 치료기술은 의료기술의 발달이 그러하듯 매우 빠른 속도로 발전하고 있다. 특히 완치를 목적으로 하는 환자에 있어서는 3차원 입체조형치료(3D conformal therapy)나 세기조절방사선치료(IMRT), 토모치료(tomotherapy), 방사선수술(radiosurgery)등은 치료방법이 복잡할 뿐만 아니라 매우 정교하게 이루어지기 때문에 작은 오차가 치명적인 결과를 초래할 수 있다. 그러므로 방사선치료 업무를 담당하는 치료방사선사는 정확하게 치료계획을 이해하며 치료장비의 특성을 파악하고 있어야 하며 정확한 절차와 방법에 의해 시행해야 한다.

② 방사선 치료에 대한 환자교육 프로그램 개발

암환자의 신체적, 정신적 특성을 고려해 각 환자에 적용할 수 있는 방사선치료에 대한 교육 프로그램을 개발한다. 특히 치료 중 발생할 수 있는 응급상황에 대한 설명과 치료 과정 중에 발생할 수 있는 신체적인 변화 등에 대한 교육을 통해 환자가 미리 대처할 수 있도록 한다. 방사선 치료 진행 과정에서 발생할 수 있는 식욕의 변화에 영양상담 프로그램을 운영하여 이에 관한 정보를 제공한다.

③ 방사선치료 중 주기적인 치료선량 및 보조 기구 확인

치료 중 주기적으로 차트 또는 전자의무기록차트(EMR)를 확인하며 처방 및 치료선량이 계획대로 주어지는가를 확인하며 또한 처방된 치료보조기들이 정확히 환자에 적용되는지 변형 등이 없는지를 확인하며 문제점 발견 시 적절한 조치 후에 진행해야 한다.

④ 방사선동위원소 및 치료 보조기구의 약품 구매관리 및 재고관리의 적정성 추구

방사선동위원소의 반감기 등을 고려하여 적시에 교체하여 환자에 적시에 적용 가능한 수준을 유지하며 외부치료 및 근접치료에 사용하는 각종 치료 보조기구를 적당량 유지할 수 있도록 조치한다.

⑤ 방사선발생장치 및 밀봉선원의 안전관리

방사선종양학과 내에서 사용하는 방사선발생장치 및 밀봉선원에 대한 물리적 특성과 도입 일자, 폐기 예정일, 폐기 절차 등에 관한 사항을 기록한다.

방사선이 누출되지 않도록 차폐보관함에 시건장치를 확인한 후 안전하게 보관하며 주기적으로 누출선량을 측정 기록하며 환자에게 사용 시 안전성 여부를 확인 후 환자에게 적용하며 사용 후에도 규정된 절차에 따라 안전하게 운반, 보관한다.

⑥ 주기적인 직무교육 시행

치료 과정에서 발생했던 또는 발생할 수 있는 사례들을 수집, 분석하여 원인과 문제점 등에 대한 철저한 검증을 통해 향후 재발 방지를 위한 규정 등을 제정하여, 이에 대한 정보를 모든 관련 직종이 공유하도록 각종 예방활동을 감시하고 점검해야 한다.

다. 근거기반의료가 제공되는 병원

근거기반의료란 체계적이며 과학적인 연구결과를 기초로 가장 적합한 임상적 근거를 찾아 의료서비스를 제공하며 환자의 가치를 극대화하는 것으로 최근 국제의료 사회에서 중요한 이슈로 대두되고 있다.

즉, 근거기반의료는 임상 지식과 환자 가치간의 최상의 진료 연구근거(best research evidence)의 통합니다. 여기서 최상의 진료연구근거란 임상적으로 관련된 연구를 의미하며 때론 기초의학으로부터 얻을 수도 있으나 환자중심의 임상연구로부터 얻을 결과의 정확성, 정밀한 진단방법, 예후 표시인자의 검정력, 재활과 예방 관련 계획과 관련된 연구이다. 이전에 적용되었던 진단과 치료기술이 임상연구 결과 더 이상 임상적으로 의미가 없다는 근거에 도달하면 새로운 기술, 즉 보다 강력하며, 정확하고, 효과적이며 안전한 기술로 대체될 것이다. 임상지식이란 임상기술과 과거의 경험으로부터 얻은 지식을 각각의 환자의 독특한 건강상태와 진단에 빠르게 적용하며 잠재적 중재술에 따른 각 환자의 위험과 잇점, 그리고 각각의 환자의 가치와 기대에 부응하려는 것을 의미한다.

환자의 가치란 각 환자의 독특한 선호도와 관심사항 그리고 기대치를 임상의 각 환자에 적용하며 환자의 진료 시 이와 같은 요소를 통합하여 임상적인 결론을 내리는 것을 의미한다.

근거기반의료는 의료의 질을 향상시키는데 매우 중요하며 의료성과를 객관적으로 증명함으로써 의료의 질을 보장토록 하고자 하는 것이다. 이를 위해 임상에서 자신이 수행하는 진료에 필요한 근거들을 적극적으로 찾아 적용하며, 연구자들은 임상에서 활용할 근거들을 제공하기 위한 연구를 계속해야 한다.

4. 진단검사의학과

진단검사의학과는 국민의 건강관리, 질병의 진단 및 치료에 기본이 되는 각종검사에 대한 결과를 보고해주는 의료기관의 일부이다. 의료가 현대화될수록 진료에 있어서 결과에 대한 의존도가 높아지므로 매우 중요하다. 국가에서 보건산업연구원이나 병원협회와 같은 기관 등을 통해 의료기관 평가, 병원표준화심사와 같은 평가를 실시함으로써 병원의 질과 환자편의 및 만족도를 향상시키기 위한 기준을 제시하기 시작했다. 진단검사의학과는 이미 1999년에 시작한 임상검사실 신임인증제도는 13개 분야에 걸쳐 2,000문항으로 도입하여 점검 리스트를 가지고 검사 종목의 확인뿐만 아니라 검사업무의 질관리, 검사실의 적정한 운영형태 및 교육, 검사실 및 검사자의 안전관리에도 중점을 두고 실시하여 보건복지 및 건강증진을 위하여 노력하고 있다.

진단검사의학과에서 아무리 좋은 프로그램으로 관리를 하여도 환자인 소비자가 만족하지 못한다면 좋은 병원으로의 길은 멀어지고 말 것이다.

가. 진단검사의학과 영역의 좋은 병원

진료의 현장이 아닌 진료지원부서인 진단검사의학과에서 과연 무엇을 할 수 있을 것인가? 환자에게 원하는 시간에 검사를 실시하여 신속하고 정확한 결과를 제공해 주어 주치의가 빠른 진단을 통해 병원진단과 치료를 할 수 있게 해주면 과연 만족할 수 있겠는가?

환자들은 우리에게 신속 정확한 결과 제공으로 정확한 진단과 치료 이외에 고객맞이 인사태도, 검사 설명시의 말씨, 눈 맞춤(eye contact), 표정 미소까지 친절함을 원하고 있을 뿐 아니라, 검사 시 즉, 채혈이나 검체 채취 시 고통과 두려움까지 함께하기를 원하고 있다. 검사를 마친 환자는 검사에 대한 결과나 다음 절차에 대해 친절한 설명과 배웅인사까지도 원한다. 이런 직원과의 관계 외에도 환자는 검사실의 위치, 대기공간과 정리정돈상태, 대기환자를 위한 잡지나 책 등의 배려와 검사에 대한 알림벽보, 예약안내 표시 등 전반적인 검사실의 청소상태까지 만족하였을 때 좋은 병원, 친절한 병원으로 인식 되어질 것이다.

5. 약제팀(약국)

* 약조제의 정확성 * 복약정보 제공

환자가 약제팀을 접하게 되는 경우는 검사실만큼 잦지는 않다. 입원환자의 경우 퇴원약을 수령하는 경우 퇴원투약창구에서 설명과 함께 약을 가져가게 될 때가 대부분일 것이다.

이 때 중요한 것은 정확한 약물의 조제일 것이다. 대부분의 환자는 약의 정확한 확인 없이 조제된 대로 복용하는 경우가 많아, 때로는 비슷한 모양이나 색의 다른 약이 조제되었을 때 아무 의심 없이 복용할 수 있다. 따라서 환자의 안전은 전적으로 약사에게 달려있다고 볼 수 있다. 처방된 약에 대한 정확한 용량으로의 처방이 중요하겠다. 또한 퇴원약에 대한 설명서를 알아보기 쉽게 작성하여 제공하며 되도록이면 의학용어를 배제하고 누구나 이해할 수 있도록 약명, 용법, 용량, 주의사항 등을 자세한 설명과 함께 제공해주어야 한다.

또한 퇴원 후 약에 대한 궁금 사항을 문의할 수 있는 상담전화번호를 기재하는 것도 필요하다.

입원환자의 경우 매일 처방된 약이 경구로 투여되거나 수액주입, 주사 등을 통해 제공되는데 마찬가지로 정확한 약조제가 환자 뿐 아니라 간호사의 투약업무에 있어서도 중요한 조건이 된다. 약이 잘못 올라온 경우 확인 후 재조제를 의뢰하게 되고 그럼으로써 정확한 시간에 투여가 이루어지지 않게 되며, 간혹 환자에게 이미 들어간 경우는 여러 가지 부작용을 가지고 오게 된다.

가. 조제 및 제제물을 만드는 업무를 담당

한마디로 적시, 짧은 시간에 오류 없는 조제, 투약이 이루어 져야 한다. 의사의 처방에 의한 약사의 처방전 검토 및 조제행위는 약사의 기본적인 업무이며 알약 및 산제의 조제뿐만 아니라 정맥주사 혼합 업무, 항암제 조제, 고영양수액제 조제 등에 관한 조제지침마련을 마련하며 원료의약품에 의한 의뢰한 제제물의 조제 및 품질관리로 진료지원업무를 수행한다.

나. 처방전 사전 검색

조제 전 처방감사는 처방전이 원외로 나가는 경우 처방의 오기나 약물치료학적 부적합성을 발견하여 처방의사와 협의하여 수정하는 과정이 환자의 안전과 이익을 위하여 반드시 필요하다. 특히 임상약동학(TDM)자문 대상약물이나 특별히 용량조절이 필요한 경우, 과용량 또는 최소용량을 복용하는 환자, 복용법이 복잡한 경우 처방의사와의 협의가 신속하게 이루어져야 한다. 또한 의료보험 급여 인정 기준에서 벗어날 경우 처방전이 발행된 병원에서 그 책임을 지도록 되어 있으므로 그 기준에의 적합성 여부도 철저하게 검색되어 병원 경영에 보탬이 되어야 할 것이다.

다. 환자의 삶의 질을 높이기 위해 약화사고의 예방(medication error)의 원인을 규명하고 재발을 줄이는 프로그램을 만들고 처방자인 의사나 의료인들을 교육.

고위험주의약물(meperidine, potassium phosphate, cocaine, morphine, dioxin, heparin)에 대한 처방, 조제, 투약 시에 약화사고로 인한 환자의 피해 최소화, 환자의 계산오류에 의한 약물용량과 정맥주사 점적속도, 투약 시에 환자의 이름을 확인하지 않고 투약하는 것 등을 검색할 수 있는 위험관리 프로그램의 구축이 필요하다

라. 기타 약무행정 및 교육

약사위원회 참여 등 의약품 사용정책 관리에 참여하며 부작용사례 수집과 분석 및 보고, 투약사고의 보고 및 분석 프로그램 개발로 재발방지, 의료인들에 대한 보수교육 실시 및 치료약제의 사용에 대한 교육목적의 뉴스레터 발간, 약학대학생과 전공약사 교육 약국업무의 자동화와 보조인력 사용이 확대되어 단순조제기능은 이들에게 넘어가고 약사들의 인력이 점차로 약품중심업무에서 약물사용의 문제점을 해결하고 있는 쪽으로 가고 있는 추세이다.

좋은 병원, 좋은 시설의 구축방안

병원시설은 병원을 구성하는 하드웨어의 중요한 요소로서 환자를 위한 모든 진료활동과 전 치료과정이 원활히 이루어지도록 지원을 하는 역할을 담당해야 한다. 이를 위해서는 고객의 소리를 지속적으로 모니터링하고 분석하여 반영하여야 하며, 무엇보다도 충분하고 만족한 진료가 가능하고 환자의 안전을 보장하는 시설을 구축하는 것이 중요하다.

고객의 소리에서 확인되었듯이 좋은 시설, 좋은 병원이 되기 위해서는 깨끗하고 편리한 병원시설을 유지하고, 환자가 보다 안락하고 쾌적하게 지내기 위한 모든 환경요소인 온도, 습도, 조명, 색조, 소리, 시간, 공간, 감각, 프라이버시, 자연물과의 접촉 등을 적절히 조정하여 환자를 위한 치유환경을 만들고 유지하는 것이 요구된다.

환자 및 보호자는 병원을 알릴 수 있는 가장 큰 홍보요원이다. 어느 설문조사에서 환자에게 병원에서 가장 고마웠을 때가 언제인가를 물었을 때, 병원직원이 자기 자신에게 관심을 보였을 때라고 하였다. 안부를 물어본다거나 친절하게 웃어주는 것, 가족처럼 따뜻하게 대해주는 것 등이 환자에게는 무엇보다도 고마웠다고 한다. 따라서 환자에게 집과 같은 안전함과 편안함을 주는 시설을 제공하며, 모든 부서의 직원들이 환자나 보호자에게 좋은 인상을 심어주며, 긍정적이고 적극적인 응대로 환자에게 편안하게 느낄 수 있도록 해주는 것이 소비자들이 좋아하는 병원이라고 한다.

좋은 병원의 요건으로는 무엇보다도 얼마만큼 고객의 입장에서 생각하고 고객을 만족시키는가에 있을 것이다. 이런 고객의 만족도를 측정하기 위해서는 환자의 검사대기시간 측정, 예약시간의 일치유무, 예약에서 검사결과까지 시간, 환자 및 보호자의 서비스 설문조사, 사전 검사에 대한 설명 유무 등을 통해 측정 할 수 있다. 서비스 개선을 위한 직원 친절교육과 고객이 몸소 느낄 수 있고 고객의 입장에서 생각하는 서비스 프로그램의 개발이 필요하다.

예전에는 병원은 병만 잘 고치면 된다고 생각해왔으나, 점점 환자들은 병원에 많은 것을 요구하게 되었다. 여전히 환자들은 많은 돈을 지불함에도 불구하고, 다른 곳과는 다르게 많은 불편을 감수해야 하는 입장이다. 요즘 들어 병원들이 이미지 변화를 시도 하고 있지만 여전히 차갑고 불편하다고들 말한다. 검사를 받고 기다리는 시간은 매우 불안한 시간이며, 환자들이 편안함을 느끼기 위해서는 병원의 환경개선과 더불어, 의료인들에게 지속적인 서비스 교육이 필수적일 것으로 생각된다. 환자에게 알기 쉬운 설명과 친절한 응대로, 환자들은 자신이 존중받고, 자신의 병에 대해 의료인들이 진심으로 노력하고 있다고 생각 될 때 의료인들과 병원에 대한 신뢰감이 생길 것이다. 환자를 배려하는 기본적인 생각이 병원을 변하게 하고, 가장 필요한 것이 무엇인지를 해결해주고, 환자를 위한 최선의 치료를 하는 병원이 좋은 병원 이다.

참고문헌

유승흠(엮음). 병원경영. 계축문화사. 2006

이해룡. 방사선관리. 대학서림. 2003

富樫厚彦 외(공편). 放射線安全管理學. Ohmsha. 2005

柏田陽子 외(편저). 醫療被ばく. 日本放射線技師會出版會. 2005

折戸武郎 외(편집). 放射線安全管理學. 醫齒藥出版.株式會社. 1998

草間朋子(편). 國際放射線防護委員會 1990年勸告. 日刊工業新聞社. 1991

제6장 신뢰할 수 있는 의료진, 잘 낫는 병원

제 6 장
신뢰할 수 있는 의료진, 잘 낫는 병원

김 영 주

좋은 병원이란 잘 낫게 하는 병원, 환자가 믿고 신뢰하는 병원, 신속하고 정확한 병원, 시설 좋고 깨끗한 병원, 친절한 병원을 의미한다(그림 6-1). 이 장에서는 신뢰할 수 있는 의료진과 잘 낫는 병원이 어떤 병원인지에 대해서 이야기 하고자 한다.

신뢰할 수 있는 의료진

신뢰할 수 있는 의료진이란 좋은 의사를 말한다. 환자가 어떤 기준으로 병원을 선택하는지를 살펴 볼 때 하드웨어에 해당하는 의사의 실력도 중요하겠지만 환자들의 목소리를 살펴 보면 환자들은 하드웨어 보다는 소프트웨어를 중요하게 여기는 것 같다(그림 6-2).

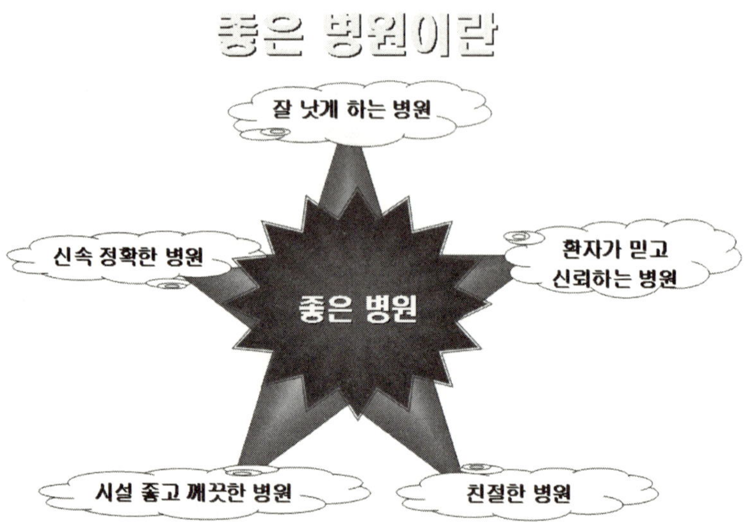
좋은 병원이란
잘 낫게 하는 병원
신속 정확한 병원
환자가 믿고 신뢰하는 병원
좋은 병원
시설 좋고 깨끗한 병원
친절한 병원

〈그림 6-1〉 좋은 병원의 정의

예를 들어 평판이 좋은 병원은 의사선생님이 상냥하고 정중하며 인사성이 좋고 웃는 얼굴을 보이는 반면 이에 반하여 평판이 나쁜 병원은 의사선생님이 화를 잘 내고 간호사가 무뚝뚝하며 설명을 잘 안 해주며 전화응대가 나쁘고 인사성이 좋지 않은 병원이라고 환자들은 생각하고 있다.

이와 비슷하게 병원 외래를 방문한 100여명의 환자들을 대상으로 조사한 결과 만일 단골병원을 결정한다면 어떤 기준으로 병원을 선택하는지를 물었더니 가장 많은 경우가 의사가 성의 있게 설명을 한다(37%)였으며 그 다음은 의사로서의 경험이 풍부하다(26%)의 순이었다. 이는 어떤 의사가 호감이 가느냐라는 질문에도 같은 응답을 보였으며 의사선생님께 이야기를 듣고 힘이 나는 말을 질문하였을

환자는 어떤 기준으로 병원을 선택하는가?

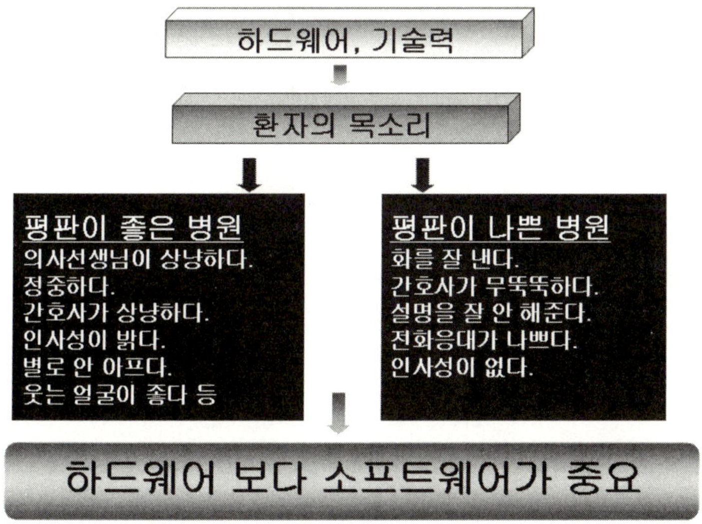

〈그림 6-2〉 환자가 병원을 선택하는 기준

때는 걱정 없습니다(39%)가 가장 많았고 그 다음이 별일 아닙니다(20%)의 순이었다.

지금까지의 의사는 대부분 권위적이고 설명이 부족하였으며 환자는 어쩔 수 없이 따라가면서도 불만이 싸여만 갔다. 하지만 앞으로의 의사는 환자의 증세와 진단 내용, 앞으로의 치료내용 등에 관해서 환자노트에 기입을 해 나가면서 열심히 그리고 성의 있게 설명을 잘 해주는 의사여야 각광을 받는다는 것이다. 따라서 좋은 의사란 좋은 기술(high tech)과 인간다운 따뜻함(high touch)을 겸비한 의사가 좋은 의사라고 할 수 있다.

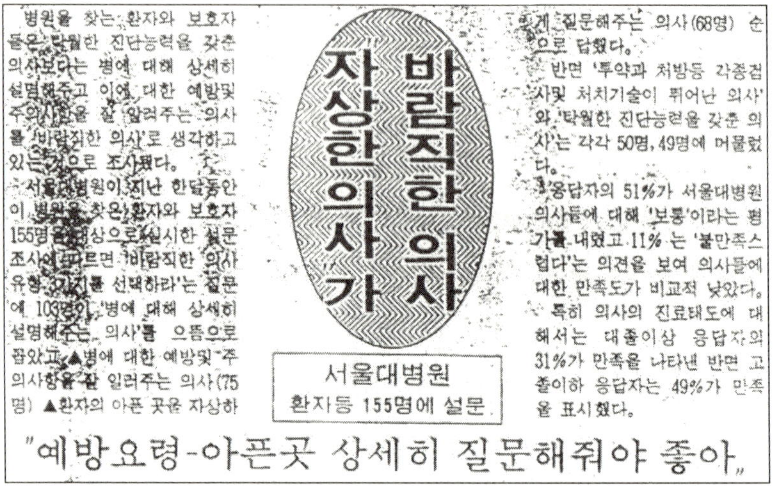

바람직한 의사
자상한 의사가

서울대병원
환자등 155명에 설문

병원을 찾는 환자와 보호자들은 탁월한 진단능력을 갖춘 의사보다는 병에 대해 상세히 설명해주고 이에 대한 예방및 주의사항을 잘 알려주는 의사를 '바람직한 의사'로 생각하고 있는것으로 조사됐다.

서울대병원이 지난 한달동안 이 병원을 찾은 환자와 보호자 155명을 대상으로 실시한 설문조사에 따르면 '바람직한 의사 유형 3가지를 선택하라'는 질문에 103명이 '병에 대해 상세히 설명해주는 의사'를 으뜸으로 꼽았고 ▲병에 대한 예방및 주의사항을 잘 알려주는 의사(75명) ▲환자의 아픈 곳을 자상하게 질문해주는 의사(68명) 순으로 답했다.

반면 '투약과 처방등 각종검사및 처치기술이 뛰어난 의사'와 '탁월한 진단능력을 갖춘 의사'는 각각 50명, 49명에 머물렀다.

또 응답자의 51%가 서울대병원 의사들에 대해 '보통'이라는 평가를 내렸고 11%는 '불만족스럽다'는 의견을 보여 의사들에 대한 만족도가 비교적 낮았다.

특히 의사의 진료태도에 대해서는 대졸이상 응답자의 31%가 만족을 나타낸 반면 고졸이하 응답자는 49%가 만족을 표시했다.

"예방요령-아픈곳 상세히 질문해줘야 좋아"

〈그림 6-3〉 스포츠 신문. 1992

스포츠 신문(1992) 나온 기사에 의하면 서울대병원을 방문한 환자 150여명을 대상으로 설문한 결과 바람직한 의사는 자상한 의사였으며 질병을 예방하는 요령을 자세히 알려주고 아픈 곳을 상세하게 질문하여 주는 의사를 제일 좋은 의사라고 하였다(그림 6-3). 좋은 의사는 표정이 부드럽고 밝으면서 단정한 용모와 복장을 하고 있으면서 친절한 전화응대를 하고 항상 웃음 짓는 얼굴과 다정한 목소리를 하는 의사이며 환자를 대하는 태도에 있어서도 환자의 마음을 읽고 환자의 말을 끝까지 들어 주고 의사 혼자 잘난 척 하기보다는 환자의 협력을 이끌어 낼 수 있어야 하겠다. 또한 질문은 여러 가지 질문이 나올 수 있는 질문 보다는 답이 한가지로 국한되는 질문이 좋고 상담은 쉬운 내용부터 하면서 환자를 대할 때 어린아이 같이 부드럽게 대할 수 있어야 한다. 최근에 많은 사람들에게 두루 읽히고 있는 "칭찬은 고래도 춤추게 한다"는 책처럼 환자도 칭찬을 받으면 신이 나서 열심히 치료에 응할 것이라고 본다.

이에 반하여 환자들이 좋아하지 않는 의사는 다음과 같은 유형의 의사이다. 즉 나는 환자를 최선을 다해서 보고 있고 환자에게 인기가 좋으므로 환자를 대하는 태도를 개선할 필요가 없다는 의사, 기다리는 환자의 마음을 헤아리지 못하면서 환자에게 설명 시에 심한 의학용어를 사용하는 의사, 환자에게 심한 농담을 하는 의사, 과격한 단어를 사용하고 자존심을 무시하며 웃지 않는 의사 등을 좋지 않은 의사라고 할 수 있겠다.

그러면 신뢰할 수 있는 의료진상은 어떤 상일까? 저자는 의과대학 본과 1학년 때 이런 고민을 한 적이 있다. 내가 과연 먼 훗날 의사가 된다면 어떤 모습일까? 그때 내가 내린 결론은 나는 "부드럽지만 실력이 있는 외유내강의 의사가 되겠다"라는 결심을 하였다. 역시 내가 내린 결론은 옳았던 것 같다.

우리가 신뢰할 수 있는 의료진 상은 speed, quality, reliability를 가진 의사라고 할 수 있는데 먼저 speed란 가능한 한 신속하게 환자가 원하는 요구에 대하여 대응하는 속도가 빨라야 한다는 뜻이다. 동아일보(2003) 기사에 따르면 "번개 담은 미소 서비스, 호텔서도 벤치마킹"이라는 기사가 있다. 이 기사는 호텔에서 구두닦이를 하는 어떤 사람이 손님이 부르면 2~3분 안에 달려가서 빠르게 서비스를 하였으며 따라서 그 사람을 찾는 손님들은 매우 만족 해 했다는 어느 구두닦이의 이야기로서 의사도 환자가 요구하면 가능한 한 빠른 속도로 달려가서 이야기를 들어 주고 어떠한 행동이라도 취해야 한다는 것이다.

quality는 양질의 진료를 의미하는 것으로 환자에 대한 각종 술기를 시행할 때에 아프지 않고 부드럽게 진행을 해야 하며 가장 중요한 것은 통증이 없도록 해야 한다는 것이다.

reability는 신뢰할 수 있는 의사를 말하는데 의사가 환자에게 신뢰를 주기 위해서는 먼저 환자의 말을 잘 들어 주고 의사가 환자 자신을 항상 주시하고 있음을 알려주어야 하고 치료계획을 자주 바꾸지 않아야 하고 설명을 잘 해주어야 한다.

쓴소리

OO과에 처음 진료를 받으러 갔을 때도 점심시간이 20분 정도 지난 후부터 시작을 하면서도 별 미안함이 없이 하더군요. 결과를 보러 갔는데 진료 대기자가 많아 여전히 한 40분 정도는 기다려야 하더군요. 건강은 하신데 골다공증 수치가 조금 떨어지긴 하셨다면서 여성 호르몬에 관한 약을 처방하라고 하는 듯. 갑작스런 여성 호르몬 이야기가 나와서 당황스럽기도 하고 정확히 하기 위해 제가 다시 왜 여성 호르몬을 투여해야 하는지 질문을 했더니 의사 왈 난 한번 이상 설명 안한다면서 "딸되세요" 내 강좌가 있으니 자세한 것은 거기서 설명을 들으세요" 너무 어이가 없었다. 의사라면 당연히 설명을 해주고 환자가 선택을 할 수 있도록 기회를 줘야 한다. 요즈음 90세 정도는 사니까 그때까지 건강하게 살기 위해선 여성 호르몬을 투여하는 게 좋다 라고만 말하고 바로 처방에 들어갔다. 여성 호르몬이 무슨 만병 통치약인 듯. 난 무엇보다 어머님을 확실하지 않은 약물에 임상실험용인 듯 취급 받는 게 싫었다.

단소리

수술을 받고 지금 집에서 회복중인데 날로 회복되어 가는 기색을 보이며 앞으로 제대로 걸을 생각을 하면 믿어지기가 않고 너무도 좋아 꿈만 꾸는 것 같아 선생님의 끝없는 고마움에 감사를 드립니다. 30대중반부터 관절염을 앓아 오면서 관절경 연골판 수술을 받고 그후부터는 오히려 악화되었는데 하루도 편히 걸어볼 날이 없었고 통증이 없는 날이 없었던 날들. 아직은 인공관절 수술을 하기에는 젊은 나이라서 차일피일 미루다 한계에 온 것 같아 수술을 하기로 마음먹고 병원을 찾았으나 그에 대한 지식도 없고 정형외과 선생님께서 저에게 휘어진 다리를 아가씨 다리처럼 예쁘게 고쳐 주신다는 말씀을 듣고 내심 위로가 되고 편안해졌습니다. 수술을 받고 빠른 회복을 보이며 선생님께서 회진중에 저에게 어떠냐고 물으시길래 이대로라면 퇴원할 때는 뛰어갈 것 같다고 말씀 드렸더니 선생님께서는 저보다 한 수 위시라 그렇다고 병원비 안 내고 그냥 가려고 그러냐는 우스갯 소리에 너무도 정겹고 위로가 되고 따뜻한 마음이 지금까지도 남아 있습니다. 선생님께 진심으로 감사를 드립니다.

서울에 있는 대학 병원 급 몇 곳에서 내원한 고객을 대상으로 고객의 소리를 모아 분석한 결과 진료부문에서 좋은 병원을 환자들은 환자가 진료하기 편한 시스템, 눈높이에 맞는 자세한 설명, 진료 및 수술을 잘하는 병원, 성의 있는 응대와 관심, 진료대기가 있는 병원이라고 하였다.

좋은 의사(하워드 슐츠)
다른 사람 보다 더 세심하되 지혜롭게 생각하며
다른 사람 보다 더 모험을 하되 안전을 생각하며
다른 사람 보다 더 많은 꿈을 꾸되 현실적으로 생각하고
다른 사람 보다 더 기대하되 가능성을 생각하는 의사라고 생각한다.

잘 낫는 병원

잘 낫는 병원이란 한 마디로 말하면 의료의 질이 높은 병원을 말한다. 좋은 병원은 환자중심의 병원으로 모든 환자를 특별대우하면서 의료의 질은 최고여야 한다.

의료의 질에 대한 기본 개념을 살펴보면 의료의 측면을 전문가 중심의 정의, 의료이용자 중심의 정의, 사회적 정의로 나누었는데 전문가 중심의 정의는 건강에 대한 위험과 편익이 가장 적절하게 균형을 이룰 수 있는 진료과정의 양질의 진료라고 하였으며 의료이용자 중심에서는 환자의 요구나 기대, 가치 등에 부응하는 서비스를 말하고 사회적인 정의로는 보다 많은 사람들에게 편익이 돌아가는 경우를 의미한다(Donabedian, 1980). 하지만 현실적으로는 제한된 의료자원 때문에 의료서비스가 불균등하게 배분되는 경우에 사회적인 통제가 필요하며 따라서 Donabedian은 의료의 질에 대한 윤리적, 사회적 정의를 서술하면서 신체기능이 완전한 상태에서 생활할 수 있는 삶

의 가치는 모든 인간들에게 있어 동등하게 의료에 대한 접근 역시 비용을 지불할 수 있는 능력에 따라 동등하게 부여 받아야 한다고 하였다.

질 평가의 접근 방법과 세부항목을 살펴보면 구조면에서는 투입요소(물리적 구조, 시설, 장비 등)와 조직체계(관리, 인력, 재정 등)가 이에 해당하고 과정 면에서는 진단 검사, 치료(수술, 투약)등이 이에 속하며 결과 면에서는 진료의 양, 사망률, 이환률, 재발율 등이 이에 속한다(그림 6-4).

우리나라에서는 1980년대 초반부터 의료의 질에 대한 개념이 도입되었으며 아직도 초보적인 수준에 불과하다. 질 관리의 형태로 병원표준화심사제도, 건강보험심사평가원의 심사평가제도, 병원단위의 질 관리 사업 등이 있다.

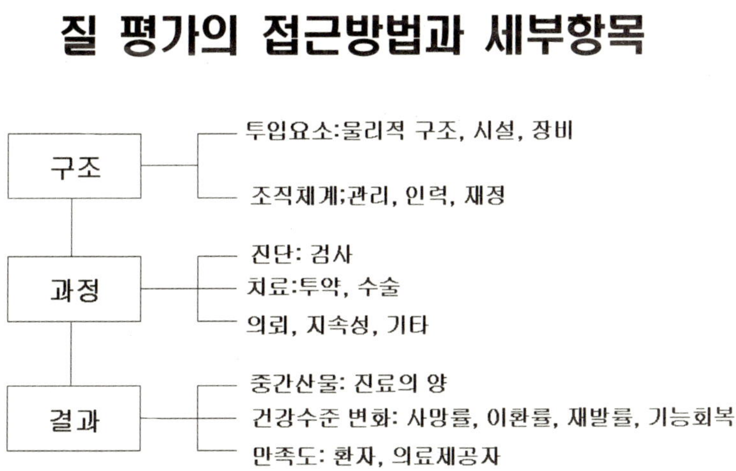

〈그림 6-4〉 질 평가의 접근방법과 세부항목

고객만족지수(National Customer Satisfaction Index, NCSI)란 한국생산성 본부에서 주관하는 지수로서 고객에게 직접 평가한 만족수준의 정도를 모델링에 근거하여 측정, 계량화한 지표로서 1998년부터 보건 및 사회복지 사업 산업부분에서 병원서비스에 대해서 평가하고 있다. 이 고객만족 지수에서 진료부분의 평가지수에는 의사의 환자에 대한 친절성, 의사와 면담의 용이성, 의사의 환자상태의 정기확인여부, 질병 상태 및 치료방향에 대한 설명, 응급 시 의사의 조치 등이 이에 속한다고 한다.

의료의 질에 있어서 임상 질 지표란 조직의 성과를 과정이나 결과 측면에서 정량적으로 제시하는 것으로 국내 의료기관 평가에 임상 질 지표가 들어가야 한다는 목소리가 높아지고 있다. 한편 의료의 질 활동과 관련하여 Hospital-Wide Indicator Monitoring이란 진료의 질적 수준을 나타낼 수 있는 지표를 선정하여 진료의 결과를 객관적이고 지속적으로 측정하여 필요한 개선활동을 전개하고 이를 동료심사(peer review)과정을 거쳐 자체 내에서 개선활동을 전개하는 것으로 이때 병원 간 비교를 위해서는 질병의 중증도에 대한 보정이 전제가 되어야 한다는 것이다.

한편 좋은 병원은 질병을 중증도에 따라 진료하여 중증도가 높은 병은 빠르게 진료할 수 있어야 하며 센터화 된 내 외과 협진을 하여 환자들의 불편을 최소화하고 개원의와의 연계를 강화하고 진료과와 지원부서간에 긴밀한 협조가 있어야 한다. 또한 one-step system으로 환자가 유방에 혹이 있어서 내원한 경우 방사선과에서 유방초음파를 시행한 후 외과로 바로 가서 결과를 확인하고 수술을 할 수 있

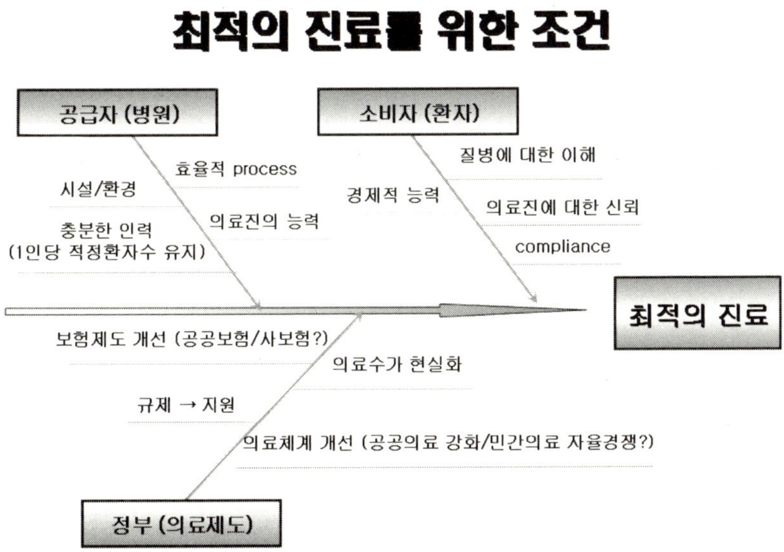

〈그림 6-5〉 최적의 진료를 위한 조건

는 시스템이 좋은 병원이라고 할 수 있다. 또한 좋은 병원의 환자 관리면에서는 가정방문간호가 활성화 되어야 하고 퇴원 후에는 문제 발생 시 빠른 조치를 해줄 수 있어야 하며 인터넷 상담이나 해피콜(happy call)제도를 이용하여 불만이 발생한 경우 신속하게 조치를 취해 주어야 한다. 또한 개인의 특성에 맞는 맞춤 서비스를 해 줄 수 있는 병원이 좋은 병원이라고 하겠다.

미국의 병원조차도 혁신, 도전, 상상력으로 변화하고 있는 현 시점에서 좋은 병원이 되기 위해서는 과실이 있으면 빠르게 개선해 나가면서 기본적인 규칙을 잘 준수하고 환자의 취향을 최대한 반영하고 편리하고 체계를 갖추어 불필요한 일을 줄이면서 죽음 앞둔 환자의 관리와 통증관리를 우선적으로 시행하여 의료사고가 없는 병원이 좋은 병원의 모습일 것이다.

최적의 진료를 이루기 위해서는 비단 의사뿐 만 아니라 병원에서는 좋은 시설과 환경 및 충분한 인력을 유지하고 환자입장에서는 질병에 대한 이해와 의료진에 대한 신뢰가 있어야 하고 정부차원에서는 여러 가지 보험 제도를 개선하고 의료체계를 개선하는 등의 노력을 경주해야 최적의 진료가 이루어질 수 있다고 본다(그림 6-5).

결론적으로 좋은 의사란 인간다운 따스함이 있으면서 실력이 있고 신뢰할 수 있는 의사이며 잘 낫게 하는 병원이란 의료의 질이 높은 병원을 의미한다.

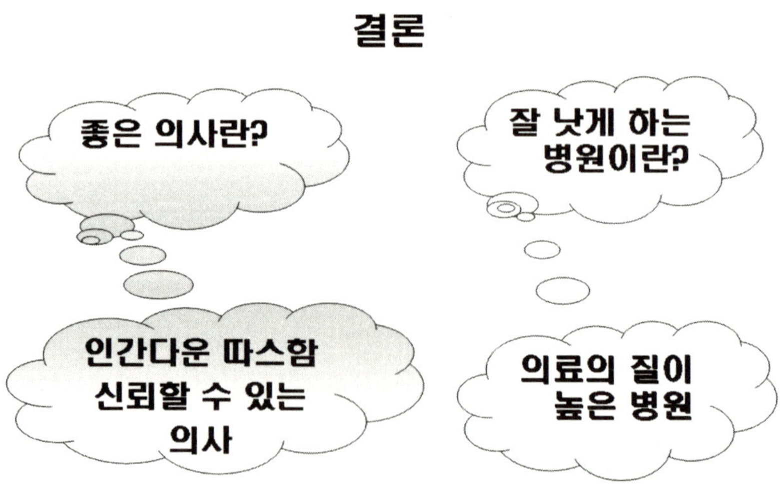

〈그림 6-6〉 좋은 의사와 잘 낫게 하는 병원이란?

참고문헌

박상섭. 잘 되는 병원, 안 되는 병원. 신흥 인터내셔날
예방의학. 계축문화사, 2005
윤인모, Doctor Service. 군자출판사
의료기관 임상 질 지표 실무 활성화를 위한 포럼. 한국보건산업진흥원 자료집. 2005
임상 질 지표 개발과 적용. 분당서울대병원 자료집. 2006
환자가 증가하는 클리닉 만들기. 노보컨설팅

제7장 좋은 병원 찾기

제 7 장
좋은 병원 찾기

민 인 순

달라지는 소비자 의식

의료와 소비자를 둘러 싼 환경변화

국민의 의료에 대한 관심이나 기대수준이 상승하면서 소비자의 의식도 크게 변화하고 있다. 의료에 있어서도 소비자 주권에 대한 인식이 높아져 가고 있으며 의료기관이 제공하는 의료수준에 관한 정보 욕구도 증대되고 있다. 뿐만 아니라 「환자의 자기결정권 존중 이론」에 기초한 의사 역할과 위상에도 변화가 오고 있다. 예를 들면 과거 의료제공자로서의 의사는 절대적 권위를 가진 독점주체이었으나 이제는 환자 편익과 이익을 위한 조력자로서의 의사상으로 변화가 요구되고 또 변해가기 시작하였다.

또한 소비자 권익을 지향하는 소비자 운동이 확산되고, 의료의 지속적 질 평가이론과 방법의 발달로 공공부문의 다양한 평가제도가 실시(의료기관 평가, 요양급여 적정성평가, 응급의료기관 평가 등)되고 있으며 의료공급자나 정부의 합리성과 효율성 중시 등의 상호작용으로 의료와 소비자를 둘러싼 환경이 바뀌고 있다.

의료소비자의 의식

이러한 환경변화 속에서 소비자들은 의료시스템에 영향을 미치기 시작했다. 이들은 술과 담배를 끊고, 운동량을 늘리고, 지방섭취를 줄이는 식사습관을 가지려 노력하고 있다. 이들은 보다 좋은 건강유지와 비용 절감을 위해 소비자를 위한 안내책자나 홍보매체를 통해 그들이 요구하는 상품을 찾아냈던 것과 같이 의료시스템에 대해서도 편리성과 주도권을 요구하기 시작하였다.

의료소비자가 원하는 것은 정보와 지원, 그리고 자신이 직접 참여하여 자신의 건강을 직접 챙기려는 욕구이다. "실로 요즈음 사람들과 시장과의 상호작용방법은 크게 변하고 있다. 소비자는 옛날보다 훨씬 현명하고 노련해지고 있다. 그들은 서비스제공자에 대하여 우리가 스스로 의사결정 할 수 있는 방법을 함께 생각해 달라"고 주장한다.

오늘날 "의사 선생님한테 모든 것을 맡기면 안심"이라는 사람들은 극히 소수가 되었다. 대부분의 사람들은 이제 더 이상 자신의 건강을 전적으로 다른 사람에게 맡기지 않는다.

건강 주도권을 요구하는 소비자

소비자 주권

소비자의 자조 능력을 고양시키고자 한다는 소리는 얼마든지 할 수 있겠지만, 실제적으로 소비자에게 주도권을 부여하는 문화적 대변혁은 보수적인 의료기관에 있어서는 매우 어려운 과제인 듯 싶다.

환자의 요구나 편리성은 충분히 존중되지 않은 채 의사의 전문성, 치료에 관한 의사의 결정에 환자는 좇을 수 밖에 없는 것이 현실이다. 의료에 있어서 소비자 주권이 성립되기 어려운 것은 의료서비스에 시장 원리가 작동되기 어렵고, 환자와 의료진 간의 정보 불균형에 가장 큰 이유가 있을 것이다.

의료소비자의 욕구와 의료서비스의 선택

전반적인 소득수준 향상에 따라 의료이용자들은 의료의 질에 대한 높은 기대를 갖게 되었다. 고객들은 자신들이 이용하는 의료기관에서 자신들이 원하는 최고의 의료기술과 친절하고 쾌적한 의료서비스를 제공받기를 기대한다.

의료기관을 방문하는 환자들은 의료기관을 방문하기에 앞서 어느 의료기관이 질 좋은 의료를 서비스하는지 알고 싶어 하고, 진료를 받는 과정에서도 충분한 정보를 갖고 스스로 선택, 결정하고 싶어 한다. 다시 말하면, 「좋은 병원」을 찾을 수 있기 원한다.

의료서비스 선택에서 환자의 의사결정

의료욕구의 인식과 정보탐색

의료이용을 결정하는 과정은 문제를 인식(problem recognition)할 때 시작된다. 즉 소비자가 건강문제를 인식하고 의료에 대한 욕구를 느끼면서 의사결정 과정이 시작되는 것이다.

의료에서는 문제의 인식이나 의료이용의 필요성을 느끼는 과정이 일반 서비스나 제품 구매와는 다른 경우들이 많다. 예를 들어 의료에서의 문제인식은 의료이용자보다는 의사에 의해 먼저 이루어지게 되는 경우가 있으며 또 사고 등에 갑자기 문제가 발생하였을 때는 본인의 의사와 무관하게 의료이용을 하게 되므로 합리적인 의료이용 의사결정 단계를 거치지 않는 경우들도 있다.

합리적 의사결정을 위해 가장 먼저 필요한 것이 정보의 탐색이다. 일반적으로 의료욕구의 심각성과 위급성에 따라 정보탐색 양상이 달라질 수 있다. 암과 같이 생명을 위협할 수 있는 심각한 질환의 경우에는 여러 의료기관들의 의사들에 대한 정보를 적극적으로 수집하고 어느 곳을 방문하는 것이 양질의 서비스를 받을 수 있는지에 대해 신중히 고려해야 한다.

반면, 급성 맹장염의 경우에는 신속하게 진료 받는 문제가 더 급하기 때문에 정보 탐색 없이 이용하기 편한 의료기관을 선택하게 된다. 가벼운 감기와 같이 경증 질환의 경우에는 정보 탐색 작업의 양은 중증의 심각한 질환에 비해 많지 않다.

일반적인 정보 탐색의 정보원

① 개인적 정보원 : 가족, 친구, 이웃, 친지, 인터넷, 병원 홈페이지

② 공공적 정보원 : 대중매체, 소비자 보호기관, 건강보험심사평가원, 의료기관평가 등

③ 경험적 정보원 : 사용 혹은 이용 경험

④ 전문가 정보원 : 진료의뢰 의사

정보공개 요구

현재의 의료소비자들은 의료서비스를 보다 현명하게 구입하기 위해 필요한 모든 정보를 얻고자 하고 있다. 그래서 병원, 의사, 건강보험심사평가원, 정부 등에게 다같이 정보공개를 촉구하기 시작하였다. 우리나라에서도 수년전부터 일부 신문에서 해마다 의료 기관의 평가를 내놓고 있으며, 일부 잡지에서도 유명 병원과 명의(名醫)를 소개하고 있다.

세계에서 pc-인터넷 이용률이 가장 높은 우리나라 국민들의 이에

대한 욕구나 주장은 걷잡을 수 없이 강해지고 있으며 의료소비자가 요구하는 정보와 의료기관의 평가결과를 공개하지 않으면 안 되게 되었다. 미국의 Debra L. Ness가 "소비자들은 머지않아, 자신이 치료받을 의료기관을 어둠 속에서 선택하도록 강요하는 현재와 같은 의료시스템을 용인하지 않을 것이다"라고 한 것처럼 우리나라 소비자들도 충분한 정보를 갖고 합리적 선택을 하겠다는 생각을, 요구를 행동으로 옮기고 있는 것이다.

국내외 정보공개 현황

외국의 의료서비스 정보제공현황 미국의 의료기관 평가 및 신임기구인 JCAHO(Joint Commission on Accreditation of Healthcare Organizations, 의료기관신임합동위원단, 2007년에 The JC로 개칭), 공공보험의 관리운영조직(연방기구)인 CMS(Center for Medicare & Medicaid Services, 메디케어 및 메디케이드 서비스센터)에서는 의료서비스 평가 결과를 공개하거나 다양한 질 향상 프로그램에 의해 의료기관별 질적 수준의 평가결과를 공개 하고 있으며, 뉴욕, 펜실베니아(PHC4)등 6개 주정부 프로그램에서는 질병·수술별 의료기관의 질 평가 결과를 공개하고 있다. 구체적으로는 의료기관별의 사망률, 수술건수, 입원일수, 재입원율, 건당진료비 등을 소비자들이 쉽게 이용할 수 있도록 인터넷을 통해 제공하고 있다.

또한 민간 프로그램에서도 다양한 정보를 제공하고 있는데 Hospital Report cards 등에서 질병·수술별로 병원의 사망률, 진료건수, 입원

Abnormal Heartbeat

Hospital	Cases	Mortality Rating	Length of Stay	Outlier Cases: Short Length of Stay %	Outlier Cases: Short Length of Stay Rating	Outlier Cases: Long Length of Stay %	Outlier Cases: Long Length of Stay Rating	Readmission Rating: For Any Reason	Readmission Rating: For Complication or Infection	Average Charge
Aliquippa Community	35	⊙	3.8	5.7	⊙	8.6	⊙	⊙	⊙	$13,961
Alle-Kiski	322	⊙	3.3	5.7	⊙	1.6	O	⊙	⊙	$16,769
Allegheny General	501	⊙	3.5	6.1	⊙	3.4	⊙	⊙	⊙	$18,644
Altoona	295	⊙	3.2	10.7	●	2.7	⊙	⊙	⊙	$14,325
Bon Secours Holy Family	108	⊙	3.3	7.5	⊙	4.7	⊙	⊙	⊙	$8,992
Bradford Regional	94	⊙	3.5	8.5	⊙	3.2	⊙	⊙	⊙	$12,868
Brookville	72	⊙	2.4	12.5	●	0.0	O	⊙	⊙	$6,815
Brownsville General	64	⊙	3.1	15.6	●	3.1	⊙	O	⊙	$9,996

● Significantly higher than expected.
⊙ Not significantly different than expected.
O Significantly lower than expected.
NR Not reported. Had fewer than five cases evaluated.

〈그림 7-1〉 미국 PHC4(펜실베니아 주정부기구)의 병원실적보고서

* 병원별로 Abnormal Heartbeat 질병의 진료건수, 사망률, 입원기간, 재입원율, 평균진료비 등을 공개하고 있으며, 사망률은 소비자의 이해를 돕기 위해 기대치(통계적 위험도 보정 예측값)보다 「아주 높다」, 「별 차이 없다」, 「아주 낮다」는 3가지 마크를 정해 표시하고 있다.

일수, 재입원율, 합병증 발생률, 위험요인 보정 제왕절개 분만율 등의 자세한 정보가 공개되고 있다.

영국에서는 NHS(National Health Services, 국민보건서비스)가 병원, 일차 진료 의사별 질적 수준의 평가결과를 4등급으로 구분(0 ~ 3 star)하여 공개하고 있으며 민간 프로그램에서도 병원별 사망률, 의

료진의 수, 입원수술 대기시간 등을 공개하고 있음을 알 수 있다.

우리나라의 의료서비스 정보제공 현황 언론매체, 병원 홈페이지 등에서 제공하는 정보 외에 정부·공기관을 중심으로 제공되는 현황을 살펴보면 보건복지부의 의료기관평가 결과 정보와 건강보험심사평가원의 요양급여적정성 평가결과 정보공개 서비스가 대표적인 예라고 할 수 있다. 보건복지부의 의료기관평가는 종합병원 및 300병상이상의 병원을 대상으로 의료기관이 제공하는 의료서비스 수준을 평가하고, 그 평가결과를 공표함으로써 의료기관의 자발적 질 향상 노력을 유도하고 소비자의 알권리 증진에 기여하고자 실시하고 있다.

2004~2006년에 걸쳐 실시된 1주기 평가결과는 언론을 통해 공표된 바 있으나, 현재 일반 소비자가 이용할 병원을 찾는데 직접 활용되고 있지는 못하다. 우수한 평가를 받은 일부 병원이 홈페이지, 현수막 등을 통해 개별 홍보하고 있는 내용 외에는 모든 평가대상 병원의 평가항목별 결과를 찾아 볼 수 있는 방법이 없기 때문이다. 얼마 전 보건복지부는 소비자들이 상시적으로 평가결과를 찾아볼 수 있도록 홈페이지의 개선을 추진하겠다고 밝힌 바 있다.

건강보험심사평가원의 요양급여 적정성평가는 전체 의료기관을 대상으로 질병별 수술, 약제서비스 등의 적정성을 평가하고, 의료기관별 평가결과를 홈페이지(www.hira.or.kr)를 통해 상시적으로 제공하고 있다.

첫째, 약제처방의 평가결과 공개는 의료기관별 항생제 처방률(감기 등 급성상기도감염)과 의료기관별 주사제 처방률을 제공하고 있다. 우리 동네 의료기관 중 유사한 의료기관 규모(의원, 병원, 종합병원) 및 동일한 진료과목의 다른 의료기관과 비교하여 항생제를 지나치게 많이 처방하거나 주사를 지나치게 많이 사용하는 곳 또는 아주 선별해서 사용 하는 곳이 어디인지를 알 수 있다.

그러므로 소비자는 이 정보를 가지고 자신의 판단기준에 의해 어느 의료기관을 선택할 것인지 결정할 수 있다. 실제로 의료기관별 항생제 처방률을 공개한 이후(2006) 건강보험심사 평가원의 정보조회 횟수가 39만회로 늘어났는데 이는 그 전년도에 비해 9배 이상 증가한 것이다. 소비자 뿐 아니라 의료기관에서도 이 정보를 조회 하고 있는 것으로 나타났다. 건강보험심사평가원은 이 항생제 처방률 공개로 인하여 우리나라 급성상기도감염의 항생제 처방률이 66.4%(2005, 3/4분기)에서 54.5%(2006, 3/4분기)로 낮아지는 큰 변화가 생겼다고 발표한 바 있다.

아울러 항생제 처방률 정보이용과 관련하여 소비자와 공급자를 대상으로 인식도 조사(2006)를 한 결과, 소비자는 전체 조사 대상자 가운데 정보공개 사실을 알고 있는 22% 중 33%의 소비자가 정보를 직접 확인해 보았으며 그 중 40.3%가 가고자 하던 의료기관을 다른 의료기관으로 바꾸었다고 답변하였다. 공급자는 전체 조사대상자의 95%가 공개사실을 인지하고 있으며 그중 33%가 처방을 줄였다고 응답(실제로는 78%의 공급자가 처방률을 낮춤)하였다. 정보제공에 대한 소비자의 인지도가 아직은 낮으나, 이를 의식한 의료기관의 변화는 상당히 크게 나타나고 있음을 알 수 있는 조사 결과이었다.

둘째, 병원별 제왕절개분만율을 공개하여 자연분만을 원하는 임신부들이 병원을 선택하는데 활용할 수 있도록 하고 있다. 공개내용은 병원마다 진료한 임신부의 상태가 다를 수 있으므로 고령임부, 쌍태아, 임신중독증 등의 다양한 위험요인을 보정하여 산출한 제왕절개분만율과 실제 제왕절개분만율, 분만건수, 위치정보 등을 제공하고 있으며, 여러 여성·시민단체와 링크 하여 가능한 많은 임신부들이 이 정보를 이용하여 아기를 낳을 의료 기관을 선택할 수 있도록 하고 있다.

셋째, 최근에 급격히 늘어나고 있는 급성심장혈관질환에 적정진료를 하는 기관정보를 제공하고 있다. 심장혈관이 막혀서 병원 응급실을 찾는 환자들에게 혈전용해술 또는 막힌 혈관을 넓혀주는 관상동맥중재 시술을 적정시간내 실시한 기관, 사망률이 양호한 기관 명단

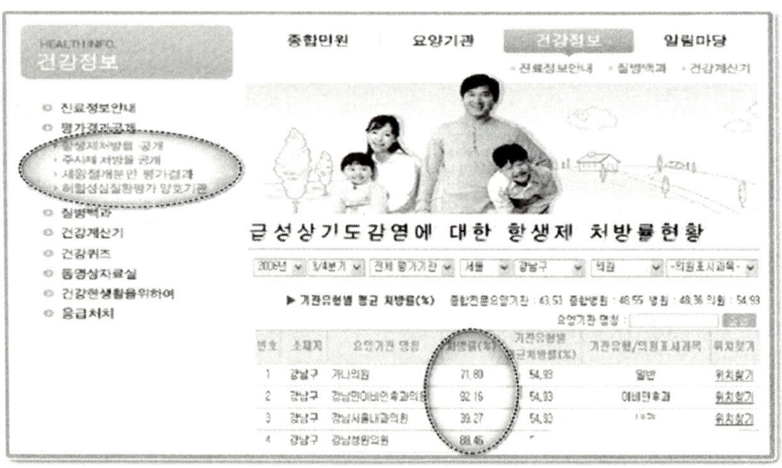

〈그림 7-2〉 건강보험심사평가원 평가결과(항생제·주사제 처방률, 제왕절개분만) 공개화면

을 찾아 볼 수 있다.

이외에도 건강보험심사평가원은 다양한 건강보험 진료정보를 제공 하고 있는데 위암 등 다빈도 6대 암과, 폐렴 등 국민의 관심이 큰 24개 질병·수술에 대한 진료비, 입원일수 등을 알아 볼 수 있는 정보를 제공하고 있다. 특히, 암에 대해서는 지역별, 병원 규모별로 암종류 및 경중도별·치료 방법별(수술여부, 항암제치료, 방사선치료 등) 평균 진료비와 평균 입원일수, 일당 진료비 등을 알 수 있어 의료기관을 선택하는데 유용한 정보가 되고 있다.

또한, 심장혈관스텐트삽입수술이나 관상동맥우회로수술 등 심장혈관 질환의 수술 시행기관 명단, 시술건수, 각 기관의 야간 또는 공휴일 수술가능 정보도 제공하고 있으며, 기타 만성신부전증 치료를 위

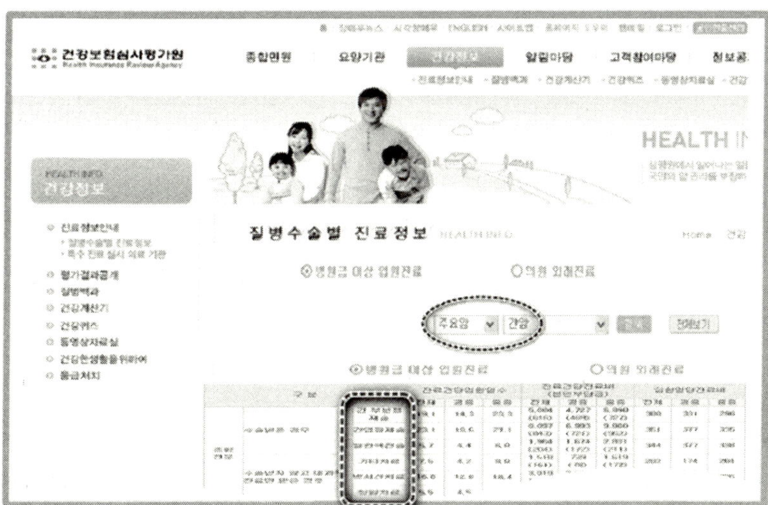

〈그림 7-3〉 건강보험심사평가원 건강보험 진료정보 제공화면

한 혈액투석이나, 결석치료를 위한 체외충격파쇄석술 실시기관의 명단 및 각 기관의 장비, 인력(전문의)현황, 위치 찾기 등 정보도 제공되고 있다.

건강보험심사평가원은 앞으로 소비자, 의료계 등 각계의 요구 및 의견을 수렴하여 다양한 평가결과의 공개정보와 질병별 진료정보를 지속적으로 확대(암진료 정보의 경우 11대 암까지 곧 확대될 예정)해 나갈 계획이다.

의료기관 선택과 의료이용

일반적으로 소비자들은 다양한 정보를 찾고, 자신의 평가과정을 통해 가장 선호하는 의료기관을 선택하지만 의료서비스를 이용할 의사가 있다고 해서 곧바로 이용하게 되는 것은 아니다.

첫째 변수는 주변 사람들의 태도이다. 의료기관이나 의사를 선택하고 찾아가는 과정에서 가까운 주변 사람들의 권유나 태도에 따라 대안 선택을 수정할 가능성이 있다.

둘째 변수는 소비자가 의료서비스를 이용하려는 시점에서 예기치 않게 의사의 인상이나 행동에서 신뢰감을 얻지 못하면 다른 의료기관을 다시 선택해야 한다.

의료서비스를 이용한 다음 환자는 만족이나 불만족을 경험하게 되고 이에 따라 의료이용 후에 계속적으로 이 의료기관을 이용할 것인지 아니면 의료기관을 바꿀 것인지, 혹은 타인에게 이 의료기관 이용을 권할 것인지 등을 고려해야 한다. 이러한 의료이용 후 행동은 이용한 서비스에 대한 환자의 최종적인 평가를 반영할 뿐만 아니라 미래의 의료이용에도 영향을 미친다.

소비자의 좋은 병원 찾기는 이러한 순환구조에 의해 끊임없이 계속될 것이고 무엇보다 좋은 병원에 대한 충분한 정보가 공공·민간부분에서 활발하게 제공되어 소비자의 informed choice가 가능하게 되면, 진정한 환자중심의료의 실현도 가능하게 될 것이다.

제8장 에필로그

제 8 장
에필로그

병원경영교육 30년기념으로 지난 3월 23일에 열린 “좋은 병원 2010” 심포지엄에서 토론하여 주신 사회복지계의 대부 김성수주교(성공회대학교 총장), 소비자운동의 대모 김재옥회장(소비자시민의 모임), 우리나라 병원경영의 대부 하권익 우리들병원 명예원장(서울의대 총동창회장, 전 삼성서울병원 원장)의 말씀을 요약한 것이다. 좋은 병원이 되기 위한 여건을 압축한 내용이라고 생각한다.

김성수(성공회대학교 총장)

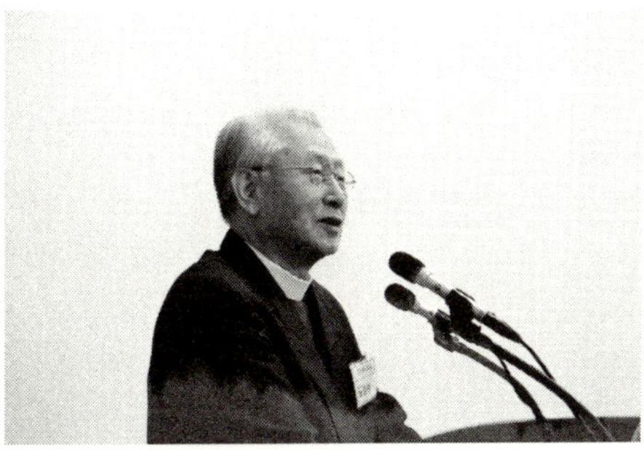

좋은 병원이란 병원에 어떤 사람(직원)이 많이 있느냐에 따라 결정된다고 본다. 친절한 직원이 많은 병원은 좋은 병원이 될 것이며, 그러지 않은 병원은 좋은 병원

이 될 수 없을 것이다.

그리고 의사는 "의사가 있어 환자가 있다"는 생각을 버리고, "환자가 있어 의사가 있고 환자가 없다면 의사도 없다." 라는 마음을 가져야 한다. 이렇게 한다면 2010년이 되기 전에 우리나라의 병원은 좋은 병원이 될 수 있을 것이다.

김재옥(소비자시민의 모임 회장)

이십여 년 전에 소비자시민의 모임에서 "환자의 권리선언"(1986)을 준비하였을 때 의료계에서 많은 비판을 하였었다. 그러나 그 후 국내외적으로 의료서비스에 관련하여 많은 논의가 있어왔다. 국내에서는 의료선진화위원회를 구성하여 환자와 관련된 의료서비스의 질적 향상과 경제적으로 도움이 되는 병원, 그리고 병원을 위한 다양한 프로그램에 대하여 논의되고 있으며, 국제표준화협회(ISO)에서는 세계적인 의료서비스와 관련된 기준을 마련하는데 있어 특히 노인, 장애인, 어린이들이 의료서비스에 질적으로 편안하게 접근하여 진료를 받고 설명을 받을 수 있는 기준에 대하여 논의하고 있다.

지난 번 미국 소비자보고서에 따르면, '환자가 어떤 병원을 좋아하고 어떤 의사를 찾아가는 것이 좋은가?' 라는 질문에, 환자들이 좋아하는 의사는 환자를 존중해주는 의사, 환자를 잘 이해하고 같이 토론하는 의사, 정서적으로 안정감을 주는 의사, 환자가 질문을 할 수 있는 분위기를 만들어 주는 의사, 환자를 개인적으로 이해해주는 의사가 가장 좋은 의사라고 하였다. 환자가 의사에게 불만을 갖고 있는 경우는 30분 이상 기다리게 하는 의사, 일주일 안에 예약을 할 수 없을 때, 진료시간이 짧을 때, 검사결과를 바로 알려 주지 않을 때였는데, 환자가 느끼는 생각은 한국과 비슷하였다.

환자(소비자) 입장에서 좋은 병원이란 환자를 정신적, 육체적으로 건강하지 않은 사람을 상대한다는 생각을 갖고 환자를 대하며, 환자가 건강에 관련하여 자문을 구했을 때 얼마만큼 정서적으로 안정을 시키고 진료를 제대로 해줄 수 있는지를 생각하는 병원이라 하겠다.

우리나라의 병원은 과거 1960~70년대에 비해 환자에 대한 서비스의 질에 대한 부분에서 많은 향상이 있었다. 그렇지만 일부 병원은 여전히 여러 면에서 정체되어 있다. 이러한 현실 하에서 개최된 이번 "좋은 병원 2010" 심포지엄은 시의적절하며, 국내 의료서비스의 질 향상에 있어 많은 변화를 가져다주는 계기가 될 것이라 생각한다.

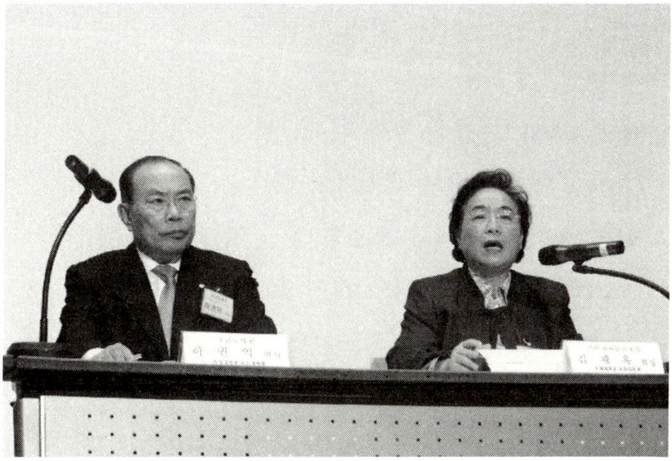

하권익(우리들병원 명예원장)

시대가 변했듯이 병원이 문을 열어두면 환자가 찾아오는 시대는 지나갔다. 과거에는 의사와 병원이 만족하는 하는 병원이 좋은 병원이었지만, 이제는 환자가 만족하는 병원이 좋은 병원이며 그러한 생각을 가진 병원을 만들어야한다.

이런 좋은 병원이 되기 위해서는 리더와 의사의 변화가 필요하다. 직원 한사람의 실수가 전체의 실수가 될 수 있는 것이 병원이기에 리더는 조직전체의 흐름을 좋은 방향으로 이끌어갈 수 있어야 하며, 의사는 과거의 권위주의에서 벗어나 환자를 대할 때 모범이 되어야 한다.

의사로서의 덕목을 다음과 같이 말할 수 있다.

D = diligent (성실한 의사)

O = open mind (마음을 여는 의사)

C = change (인간적으로 변해야 한다)

T = tolerance(누구에게나 포용력 있는 의사)

O = organize (주의에 사람이 모여 들 수 있는 의사)

R = responsibility (책임감 있는 의사)

병원 직원 모두는 “나하고지”(변하려면 **나**부터, **하**기 쉬운 일부터, **고**위직부터, **지**속적으로)를 염두에 두고 변화하여야 한다.

뭐니 뭐니 해도 병원은 환자가 의료서비스에 쉽게 접근할 수 있게 노력해야하며, 환자의 눈높이에 맞추어 쉽고 정확하게 설명해주어야 한다. 아울러 환자에게 직접 들은 불만사항이나 문제점을 설문과 같은 간접적인 방법이 아니라 즉시 반응하여 현장에서 일어난 문제점을 개선하여야 한다. 그리고 환자에게 사랑을 전달하기 위해서는 내부고객(직원, 직원가족)끼리 사랑이 넘쳐야 사랑을 전달할 수 있기에 내부 조직원 간의 관계 역시 중요하다.

잘되는 병원은 그 이유가 있다. 의사, 직원들이 어떠한 모습으로 환자를 대하는지 보고 배우며, 이를 실천하는 것이 가장 중요하다. NATO(no action, talk only)가 아니라, 말만 하지 말고, 실천하자.

좋은 병원 2010 값 8,000원

2007년 8월 25일 인쇄
2007년 8월 30일 발행

편저자 : 유 승 흠
발행인 : 주 상 룡
발행처 : 계 축 문 화 사

서울특별시 종로구 행촌동 206-33
우편번호 110-091
TEL : 735-2257 · 738-9746
FAX : 723-9025
1973. 10. 31 등록번호 제1-52호
ISBN 978-89-5629-128-4 93510